JN127106

医療機関のホスピタリティ・マネジメント

改訂2版

著 榊原陽子
元 ANA チーフパーサー／ホスピタリティ・コンサルタント

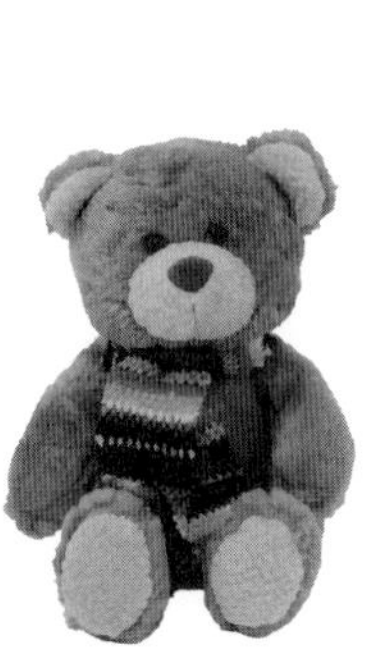

中外医学社

はじめに　改訂2版によせて

『医療機関のホスピタリティ・マネジメント』が出版されてから7年の月日が流れました。その間、二〇二〇年から流行を始めた新型コロナウイルス感染症の蔓延により、医療機関を取り巻く環境は大きく変化しました。

患者の受診控えによる経営環境の悪化、感染不安によるスタッフのメンタル不調。食事会やミーティングなどが中止となり、コミュニケーションが極端に少なくなったことで、スタッフが職場で孤立してしまったり、帰属意識が低下し、退職が相次ぐなど、マネジメントは一層、困難さを増すことになりました。

このような環境の中で、働く人の「幸福」について、注目が集まっています。

『ハーバード・ビジネス・レビュー』で紹介された、幸福度とパフォーマンスの関係における科学的研究では、幸福感の高い社員の創造性は3倍、生産性は31%、売上は37%高いとの結果が導き出されています。また、幸福度が高い従業員は欠勤率が低く、離職率が低い（本書88頁参照）との報告もあり、学術的な観点からも「幸福」と働くことの密接な関係が明らかになりつつあります。

そして、これからは医療機関においても、スタッフが「幸福」を感じられるような組織づくりをすることがますます重要になってくると、私は確信しています。

では、どうすればスタッフの幸福度が向上するのでしょうか。その答えのひとつが、本書で紹介している「ホスピタリティ・マネジメント」です。なぜなら、スタッフが患者さんを思いやり、患者さんに喜んでいただく対応をするには、まず、スタッフ自身が幸福を感じている必要があり、それを実現する仕組みがホスピタリティ・マネジメントだからです。日本における「幸福学」の第一人者である慶應義塾大学教授の前野隆司氏によると、幸福を感じるには、4つの因子があると言っています。その4つとは、

1.「やってみよう！」因子
2.「ありがとう！」因子
3.「なんとかなる！」因子
4.「ありのままに！」因子

というものです。このうち、2.の「ありがとう！」因子とは、「つながりと感謝の因子」とも言われており、組織において、互いに尊重し、助け合い、思いやりの気持ちを伝え合うことで、高めることができます。「ホスピタリティ・マネジメント」は、まさにこの「つながりと感謝の

因子」を高め、組織におけるスタッフの幸福度を向上させ、成果を出していく手段なのです。

「ホスピタリティ・マネジメント」を仕組みとして取り入れることによって、幸福な職場づくりをすることは、コロナ禍で傷ついたスタッフの心を癒し、元気にすることができます。元気になれば、意欲が生まれ、1．の「やってみよう！」因子につながったり、楽観的な見通しが生まれ（「3．なんとかなる！」因子）、互いに認め合い尊重する職場であれば、ありのままでいいんだ（「4．ありのままに！」因子）と思え、自己受容につながります。

結果として、医療機関で働くことがスタッフの幸福になり、幸福だから患者さんを幸福にするエネルギーが生まれ、幸福の好循環が生まれるのだと実感しています。

本書では、どのような組織づくりをすれば、スタッフの幸福度が高まり、ホスピタリティを発揮することができるのか、先行研究を踏まえたうえで、これまでの医療機関での研修、コンサルティングの経験をもとに、できるだけ具体的にわかりやすく加筆し、改訂版として世に送り出すことになりました。

榊原　陽子

二〇二三年十月

はじめに

医療機関の経営の悩みは次の2つです。一つは「患者さんを集められない」こと、もう一つが「職員が定着しない」ことです。この課題を解決するためには、患者さんの安心と希望を満たし、医療従事者の働き甲斐を引き出し、優秀な人材を育てることが求められています。

私どもの会社「マザーリーフ」では、これまで1万人を超える医療従事者の研修を行ってきました。その方法は、依頼のあった医療機関を覆面で訪ね、問題点を把握して研修や面談で改善していくというものです。この経験の中で、「患者さんを集められない」「職員が定着しない」という課題を同時に解決する方法に気付いたのです。それが「ホスピタリティ・マネジメント」です。

ホスピタリティとは「思いやりの心」のこと。ホスピタリティ・マネジメントとは、医療従事者が持つ思いやりの心を伝え合う「仕組みづくり」です。

思いやりの心を伝え合う仕組みをつくれば、組織が活性化し、職員のモチベーションを上げることができます。また、職員のモチベーションが上がれば、医療の質も上がり、接遇力も向上します。ホスピタリティ・マネジメントによって、医療機関は、患者さんの病気を癒すだけでなく、心に潤いをもたらす場所になるのです。
この手法は、ウォルト・ディズニー・カンパニーや、リッツ・カールトンなどで開発され、他の追随を許さない組織風土をつくっています。本書では、そんなホスピタリティ・マネジメントを医療機関向けにアレンジし、具体的に実施する方法を紹介します。
ホスピタリティ・マネジメントは、どんな医療機関でも導入でき、必ず結果を出すことができます。この方法を実践すれば、あなたの職場も必ず、患者さんに選ばれる、働き続けたくなる医療機関に生まれ変わることができるでしょう。

本書がそのきっかけとなれば幸いです。

二〇一六年　三月

榊原　陽子

目次

Q&A

コラム

第1部

ホスピタリティ・マネジメントの実力とは

◎1章 医療機関でホスピタリティ・マネジメントが注目される理由

♡なぜ、今までの「接遇」ではうまくいかないのか?

超高齢化時代に備えた医療費抑制政策、都市部における診療所と歯科医院の競争の激化、地方における医師不足と経営難、慢性的な人手不足など、さまざまな要因が絡み合い、近年、医療機関の経営は厳しい状況が続いています。

今、医療機関の過半数は赤字経営だと言われています。一般社団法人日本病院会・公益社団法人全日本病院協会・一般社団法人日本医療法人協会の二〇一九年の合同調査によると、有効回答数一六四三病院（回答率36・3％）のうち、52・3％が経常利益において赤字であることがわかりました。同調査では「医業利益および経常利益では、医業収益増を医業費用増が上回るなど、赤字額は拡大し、病院の「増収減益傾向」は依然続いていた」と報告しています。

帝国データバンクによれば、医療機関の倒産件数は二〇〇九年をピークに減少傾向にありますが、休廃業・解散はむしろ増加しており、二〇一四年には、集計を開始した二〇〇七年以降最多の三四七の医療機関が休廃業・解散しました。

この状況を憂慮した医療機関は、「患者接遇」に力を入れて、患者を集める経営努力を行ってきました。しかし、

「モンスターペイシェントやコンビニ受診を増長させる」
「患者対応で職員が疲弊し、離職に拍車がかかる」
「力を入れても、接遇力が向上しない」

これまでの患者接遇は、頑張るほど、皮肉なことにこのようなマイナスの結果を招いてしまうことが多くありました。なぜ、そんなことになってしまうのか……それは、これまでの患者接遇が、医療機関という組織にそぐわない、上辺だけのものであったからだと私は思っています。

患者接遇という考え方が広まったのは、二〇〇五年頃。『リッツ・カールトンが大切にするサービスを超える瞬間』（かんき出版・二〇〇五年）や、『ディズニーが教えるお客様を感動させ

JCOPY 498-04841

る最高の方法』（日本経済新聞出版・二〇〇五年）などのビジネス書が大ヒットし、世の中にホスピタリティブームが巻き起こった頃でした。医療機関でもホスピタリティの必要性が注目され、さまざまなマナー講師が研修に呼ばれました。しかし、新しい試みということもあって、医療機関の内情に理解の乏しい講師が、「お辞儀の角度」や「患者さんではなく患者様と呼ぶ」などの、「上辺だけのサービス業的なマニュアル」のみを、たくさん広めてしまいました。

そして、ただでさえ過酷な現場職員の負担を増やし、精神的に追い込んでいく結果となったのです。

私どもが研修を行ったある病院では、院長が「接遇日本一」を目指して、職員に細かい指導を行っていました。にもかかわらず、接遇はなかなか改善されませんでした。そこで私どもが職員にヒアリングをしてみると、院長に一方的にルールを押し付けられた結果、職員から反感が生まれていたことがわかったのです。

職員にマナーやルールを押し付けるだけでは、患者から選ばれる医療機関になるどころか、職員の反感を買って、院内の雰囲気を悪化させてしまうことだってあり得るのです。

接遇に力を入れることは、医療機関の評判が上がり患者が増えて、経営者にとっては得になりますが、現場の職員にとっては、ただでさえ人手不足のなか、給与は変わらないのに負担が増えるだけという、迷惑なものでしかありません。患者接遇がうまくいかないのは、「現場の職員にとってメリットがない」という「仕組み」の問題なのです。

医療機関の課題を解決するホスピタリティ・マネジメント

そこで注目されるのが、ホスピタリティ・マネジメントです。その理由は、これまで難しかった、「職員のモチベーションを上げ、離職率を減らす」「医療の質を上げ、選ばれる医療機関になる」という、患者・職員・経営者の利益を、同時に実現することができるからです。

なぜ、それが可能なのか説明しましょう。

ホスピタリティ・マネジメントの核は、「思いやりの心」を伝え合う組織風土をつくる仕組みと、ホスピタリティを基軸とした職場改善に関する目標を共有し、これに対する達成度を評価する仕組みをつくり上げることです。

そのためにまず、接遇や心遣いなどの職員のホスピタリティ要素の成果をきちんと評価していく仕組みをつくります。そうすることで、職員のモチベーションを高めることができるのです。さらに、頑張った人が評価される組織風土を根付かせることにより、やる気のない人、人の足を引っ張ろうとする人が減っていき、組織力＝チームワークがアップしていきます。

個人のモチベーションが上がり、組織力がアップすることにより、接遇力も向上します。それは結果的に医療の質を上げ、患者さんの身体だけでなく、心まで癒すことに繋がるのです。そうして上質な医療を提供することで、「患者が集まらない医療機関」が「選ばれる医療機関」に生

JCOPY 498-04841

まれ変わっていくのです。ホスピタリティ・マネジメントは、まず、現場で働く職員の人間性を尊重することで、結果的に患者さんが安心して受診できる質の高い医療に繋がるという仕組みなのです。

♡「思いやりの心」が「信頼」を生み、「信頼」が医療の質を上げる

「思いやりの心」を職員同士で伝え合い、職員から患者さんに伝えることで、人々の間には「信頼」が生まれます。その信頼が業務の効率を上げ、医療の質をも上げるのです。

信頼が業務の効率を上げる……私はどの企業研修でもこのことをお伝えしています。仕事をするうえでは、最初に信頼を得ておくと、後のコミュニケーションが楽になります。たとえば、いきなりどこの誰ともわからない人に、「この健康食品はとても良いので、買ってください」と言われても、まともに話を聞く人はまずいないでしょう。なぜなら、そこには信頼がないためです。

しかし、それがあなたの親しい人だったら、興味を持って話を聞いてみようと思いませんか。その人がきちんとしたスーツを着ていて、誰もが知っている大企業の名刺を差し出したら、話ぐらいは聞いてみようかと思う人もいるでしょう。「この人なら大丈夫」「この会社なら安心だ」という信頼感があるだけで、物事はスムーズに進むのです。

医療機関においても同じです。

たとえばカルテの受け渡しの際でも、ただその場にカルテを置いておくのではなく、「よろしくお願いします」と、ねぎらいの一言を付け加えてアイコンタクトを取れば、カルテの紛失を防げるだけでなく、気持ち良く仕事ができます。

忙しいからといって仕事を押し付け合うのではなく、お互いの仕事を信頼し、配慮を示しながら業務を進めれば、情報伝達もスムーズになり確認不足による二度手間やミスが防げるのです。

職員と患者さんの間でも同様です。

たとえば待合室でも、「お待たせして申し訳ありません、もう少々で◎◎さんの番です」といった声がけがあれば、「この病院はきちんとしているから、待たされたのには目をつぶろう」と、その場が穏便に運びます。

薬の取り扱いを説明する際も、医師がわかりやすい言葉を選び、患者さんの立場を踏まえて説明すれば、「先生が言うなら、薬は最後まで飲み切ろう」と、患者さんの理解も深まります。

このように、信頼はあらゆる場面で業務を効率化してくれます。その信頼を生むのが「思いやりの心＝ホスピタリティ」なのです。

♡「やりがい」と「誇り」が離職率を減らす

組織風土が改善され、少しずつ「選ばれる医療機関」になり、患者さんからたくさんの「感謝」というフィードバックを受けるようになれば、職員のなかには「やりがい」と「誇り」が生まれます。それが、離職率を減らすことにも繋がっていくのです。

医療従事者にとって、「人の役に立っている」という実感は、仕事を続けるうえで大きな励みになります。

医療従事者を志した方の多くは、「人の役に立ちたい」という初心を持っていたはずです。しかし、医療従事者のなかには、日々の忙しさに追われるうちに、いつしか「効率良く仕事をこなす」ことが目的化してしまい、「患者さんに元気になってもらい、感謝される」という仕事の喜びを見失ってしまっている人も少なくないのではないでしょうか。

「効率良く仕事をこなすこと」が目的化して、心の触れ合いを排除していくと、どんどん業務が無味乾燥なものになっていきます。職場内の人間関係も悪くなっていきます。そこであえて、心の触れ合いを伝え合う仕組みを整備することにより、本来の仕事の喜びを取り戻すことができるというわけです。「心を亡くす」と書いて忙しいと読みますが、心の触れ合いがあれば、忙しさは充実に変わるのです。

ホスピタリティ・マネジメントは、経営者と患者さんだけでなく、現場の職員にも心の潤いをもたらし、組織を良い方向へと導くのです。

JCOPY 498-04841

◎2章 そもそもホスピタリティとはなにか?

♡日本人の知らないホスピタリティ

では、ホスピタリティとはいったいなにかをお話していきましょう。

この本に書いてあることは、ごくシンプルに言えば、患者さんと、医療現場で働くみなさんに元気になってもらい、安心してもらうための技術と心得です。

その軸となるのが、「ホスピタリティ」です。

ホスピタリティという言葉は誰もが一度は耳にしたことがあると思いますが、実際にホスピタリティの意味を理解している人は少ないと言っていいでしょう。

ホスピタリティとは、日本語で「思いやりの心」「親切にもてなすこと」「歓待」「厚遇」など

JCOPY 498-04841

と言い換えられます。「もてなす」とは、広辞苑には「相手が喜ぶように気を配る」と記されています。つまり、ホスピタリティとは、相手を喜ばせたり、癒したり、安心させたりといった、広い意味で相手の気持ちをプラスにするために働きかける心、または行動のことなのです。

ホスピタリティには「人的要素」「物的要素」「機能的要素」という3つの要素があります。

物的要素とは、「品物そのもののサービスの内容、またサービスを提供する時の器具等の設置」を指します。これは、診療行為や医療機器のことです。

機能的要素は、「品物そのものやサービスの価値を高めるためにひと手間かけること、またサービスをより機能的に提供できるようひと工夫した要素」を言います。少しわかりづらいですが、これは、医療機器を消毒したり、患者さんが快適に待てるように待合室にテレビやモニターを置いたり、患者さんに情報を提供するためにホームページをつくったりという、医療行為をもっと効率的に行うための仕組みづくりですね。

3つめの人的要素は、「笑顔、挨拶、一言をプラスした会話、商品知識を身に付けるなど、もてなす側ともてなされる側との、人と人の交流」を指します。つまり現場で働く、みなさんのホスピタリティのことです。ここが一番重要と言ってもいいでしょう。

この3つの要素を磨くことで、医療機関のレベルが上がるのです。

JCOPY 498-04841

♡サービスとホスピタリティの違い——いいなりになるのが接遇ではない

ホスピタリティを理解するうえでは、サービスとの違いを知ることが重要です。

最近では、「医療機関はサービス業だ」と言う人が増えてきました。しかし私は、医療機関は「ホスピタリティ業」と捉えるほうがふさわしいと考えています。

私は、サービス業的な考え方で接遇研修を受けてしまい、「患者さんのいいなりにならなければいけない」と思い込んで、特定の患者の理不尽な要求や暴力、セクシュアルハラスメントに対しても我慢を重ねてしまい、精神のバランスを崩してしまう人にたくさん出会いました。しかし、ホスピタリティ的な考え方で接遇に取り組むことで、このような不幸を防ぐことができると考えています。

サービスとホスピタリティ……この2つの違いはなんでしょうか。

サービスとは、「人のために力を尽くすこと」「奉仕」という意味です。一見するとホスピタリティと似ていますが、その大きな違いは、サービスには受ける側と提供する側に「主従関係」があるのに対して、ホスピタリティは、受ける側も提供する側も「対等」であるという点です。

たとえば、飲食店の店主がお客さんに料理を出すのがサービス、友達に料理を振る舞うのがホスピタリティです。客（主）がお金という対価を払う代わりに、店主（従）は料理をつくって出すという「サービス」を提供しなければいけません。一方、友達に料理を振る舞うのは好意や思いやりからです。お金をもらうからやるわけではありません。

ホスピタリティは無償であるのに対して、サービスは、受ける側（主）から提供する側（従）へ、お金を支払うことによって成立するという違いもあります。サービスは、お金を支払うことによって成立する限定的な主従関係と言うこともできます。

この違いの理由は、サービスとホスピタリティの起源をみるとよくわかります。

サービスの語源はラテン語で「奴隷」という意味の「Servus」で、そこから英語の「Slave＝奴隷」「Servant＝召使い」という言葉が派生しました。元来、サービスを受ける側と提供する側には明確な主従関係があったのです。

一方ホスピタリティは、ラテン語で「客人などの保護」を意味する「Hospes」が語源。そこから「Hospital＝病院」「Hospice＝ホスピス」などの言葉が派生しました。新約聖書では「(対象を差別することなく、自分を愛するように)旅人をもてなす」という意味でホスピタリティという言葉が使われています。ホスピタリティは、対等な人間関係のなかで生まれる思いやりから発生したものなのです。

JCOPY 498-04841

このような性質の違いから、医療機関を「サービス業」として位置付けるのは難しいと私は思います。

医療は当然、万能ではありません。そこに、お金を払う患者を「上」、医療行為を提供する医療従事者を「下」とするサービス業的な考え方を導入してしまうと、「医療機関は病気や怪我を治して当たり前」「医療機関は患者のどんな要求にも応えるべきだ」という誤解を患者に与えてしまいます。医療機関がサービス業化しているからこそ、モンスターペイシェントやコンビニ受診という弊害を生んでいるとも考えられるのです。

本来、患者と医療従事者は、対等な立場のもと、「病や怪我を治す」という共通の目標に向かってお互いに努力していくのが、理想的な関係ではないでしょうか。

たとえば、がんの治療などは、患者さんにとって、「これからどう生きるべきか」という人生の問題そのものです。このような究極の状況では、医師と患者が対等なひとりの人間として向き合わなければ、建設的に治療を進めることは難しいでしょう。

患者さんにとっては人生がかかっているわけですから、治療法を選ぶことは重大な決断です。医師と医療機関を信頼し、治療法に納得できなければ、命を預けることはできません。医師はそれを踏まえ、患者さんの価値観や環境、ご家族のことを考慮して治療法を提案しなければ、患者さんに信頼、納得してもらえないわけです。

こうした「人間」としての問題を扱う医療機関にふさわしいのは、サービスではなく、ホスピタリティの考え方だと思うのです（表1）。

意外と知らないマナーとホスピタリティの関係

あいまいになりがちな「マナー」との関係性も説明しましょう。

これまでの患者接遇では、マナーとホスピタリティの関係についてあまり触れてきませんでした。しかし私は、選ばれる医療機関を目指すためには、マナーとホスピタリティの関係を理解する必要があると思います（表2）。

両者の違いは次の2点です。

- マナーは礼儀作法＝スキル。ホスピタリティは気持ち、または行動そのもの
- マナーは相手を不快にしない。ホスピタリティは、相手をプラスの気持ちにする

つまり、マナーとは、「相手を不快にしないための

●表１● サービスとホスピタリティの対比

	サービス	ホスピタリティ
語源	Servus（奴隷）	Hospes（客人の歓待）
派生語	Slave（奴隷） Servant（召使）	Hospital（病院） Hotel（宿泊施設）
関係	主従関係 一方通行 滅私奉公 受動的	対等の関係 双方向の共創 一期一会 主体的
提供価値	欲求→見合った価値 享受者は提供者に対価を支払う	期待→期待を超える価値 享受者は提供者と歓喜と感動を共有する

JCOPY 498-04841

作法」なのです。たとえば食事の際に、クチャクチャ音を立てて食べないのがマナー。大皿のおかずを取り分けてあげるのがホスピタリティです。

このとおり、マナーとホスピタリティは異なるものですが、人を良い気持ちにしてあげようと思った時、相手を不快にしない作法＝マナーを身に付けておくと、大変役に立ちます。マナーは、ホスピタリティを実現するための手段のひとつなのです。

ただし、マナーはあくまで「相手を不快にさせないスキル」。そこにホスピタリティという「想い」がなければ、相手との関係は上辺だけの薄っぺらなものになってしまいます。しかし、ホスピタリティがあってもマナーがなければ、ただ馴れ馴れしく不躾な印象を患者さんに与えてしまいます。

これまでの接遇研修では、マナーとホスピタリティの関係に触れずに、マナーばかりに重点を置いてしまったことが問題でした。これから選ばれる医療機関づくりに取り組むみなさんには、まず、この関係を覚えていただきたいと思います。

●表２● マナーとホスピタリティの関係

	マナー	ホスピタリティ
定義	作法という知識・技術	思いやりの心、行動
内容	先人の知恵として定着	個人差、時代によって変化
目的	不快（−）な思いをさせない	心地良い（＋）気持ちにさせる
関係	一方通行になりがち	双方向で共に創る

ホスピタリティに絶対的な正解はない

ホスピタリティは「人をプラスの気持ちにさせるもの」であるからこそ、正解はその時の状況によって変わります。当然のことながら、人間は、状況やそれぞれの感性によって、同じことでも受け取り方が変わるからです。

たとえば、あなたがひどい頭痛で医療機関を訪れた場合、「こんにちは！　今日はお天気がいいですね」と元気良く声をかけられたらどうでしょう。「こっちはそれどころじゃないんだ」と思ってしまいませんか。けれど、あなたが慢性的な病気を抱えていて、定期的な診断が必要な常連の患者だとしたら、おそらく嫌な気分にはならないはずです。

相手の状況に応じて、臨機応変に対応するのがホスピタリティなのです。

旧版の「はじめに」でも触れたディズニーランドやザ・リッツ・カールトンのスタッフは、客の状況を的確に把握して、客に最もプラスになる行動を取るように訓練されています。

東京ディズニーランドでは、実際にこんなエピソードがありました。

ある日、ディズニーランドのレストランで、若い夫婦がお子様ランチを注文しました。しかし、若い夫婦は子どもを連れていません。マニュアルでは子ども以外にお子様ランチを提供することはできないことになっています。なにか理由があるのだろうか、と不思議に思ったスタッフ

JCOPY 498-04841

は夫婦に尋ねました。

「失礼ですが、お子様ランチはどなたが召し上がるのですか？」

すると奥様は「死んだ子どものために注文したくて……」と答えたのです。

スタッフは半ば絶句し「亡くなられた子どもさんに」と、思わず返しました。そして、「そうですか。では、どうぞ召し上がってください」と応じ、「ご家族の皆様、どうぞこちらの方へ」と、2人席から4人席へ夫婦を移動させ、子ども用の椅子を1つ用意しました。そして「子どもさんはこちらに」と、まるで子どもが生きているかのように、小さな椅子へと導いたのです。

しばらくして運ばれてきたのは、3人分のお子様ランチでした。そして、「ご家族でごゆっくりお楽しみください」と挨拶をして、スタッフは立ち去りました。

後に、東京ディズニーランドに例の夫婦から手紙が届きました。

「お子様ランチを食べながら、涙が止まりませんでした。今度はこの子の妹か弟かを連れてきっと遊びに行きます」

このスタッフの行為は明らかにマニュアル違反ですが、誰もとがめませんでした。ホスピタリティには「ベストアンサー」はありますが、数学のような「絶対的な正解」はありません。時には、ルールやマニュアルの外に「正解」がある場合だってあるのです。

♡仕事の本質――患者さんの求めるものを知る

このスタッフが大胆な行動を取ることができたのは、テーマパークにおける「仕事の本質」をよく理解していたからだと思います。ホスピタリティを上手に発揮するためには、まず仕事の本質を理解することが第一歩。そのうえで優先順位や状況を判断して行動することが必要です。

では、仕事の本質とはいったいなんでしょうか。それを知るうえで参考になるのが、マーケティングの世界で用いられている「ニーズ（要求）」と「ウォンツ（欲求）」という考え方です。

まず、「ニーズ」とは、消費者が求めているもの「そのもの」を指します。対して「ウォンツ」は、消費者のニーズの背景にある「潜在的な欲求」のことです。この「ウォンツ」を提供することが、仕事の本質になるのです。

たとえばディズニーランドの場合、「ニーズ」が「休暇をテーマパークで過ごす」で、「ウォンツ」が、「幸せを感じたい」「家族の心に残る思い出をつくりたい」といったことになります。

これを医療機関に当てはめると、「ニーズ」は「診断する」「病気を治す」になりますが、その背景には、「苦痛を取り除いて安らぎを得たい」「病気の不安をなくしたい」「健康を手に入れて明るく暮らしたい」「より良い人生を送りたい」といった「ウォンツ」が考えられるのです。

これらを医療行為を通して提供するのが、医療機関の仕事の本質です。患者さんと目を合わせ

JCOPY 498-04841

て挨拶をしたり、共感の言葉を添えて傾聴することは患者さんの「ウォンツ」を満たすための手段なのです。

患者さんの「ウォンツ」を知ることが、「どうすれば患者さんを癒すことができるか」を考えるためのヒントになるのです。

♡人を喜ばせたければ、己を知り、行動せよ

ホスピタリティに絶対的な正解はないと言うと、「じゃあ、どうすればいいの？」と臆してしまうかもしれません。ですが、行動しなければ、ホスピタリティは伝わりません。失敗を恐れずにどんどん行動に移してください。

ホスピタリティにおける失敗と言っても、「喜ばれると思ってやったけど、ちょっと反応が薄かった」程度のことですから、医療ミスのように生死にかかわることではありません。むしろ、行動に移して相手の反応を見て経験を積むうちに、だんだんと「正解」が見えてくるものです。

そこで大切なのは、「なにをしたら（または言ったら）相手は喜ぶか」ということを常に考えながら行動することです。そのためには、「どうされたら安心できるか」「この場においてなにを求めているか」ということを自分に置き換えて考えてみる習慣を付けておくといいでしょう。

たとえば自分が介護される側だった場合、「臭いから着替えましょうね」などと言われたら傷

つきますが、「着替えたらさっぱりしますよ」と言われたら、悪い気はしないでしょう。ただし、「なにをされたら嬉しいか」「なにを不快に思うか」というのは、相手の感受性によって異なるということも忘れないでください。これについては、次のワークシート（表3）をやってみるとよくわかりますので、ぜひ職場のみなさんと取り組んでみてください。

JCOPY 498-04841

約半分を超える人が嬉しいと感じる(50～75%)	喜ぶ人は半数以下である(～49%)

結果

ほとんどの人が嬉しいと感じる(75%以上)	約半分を超える人が嬉しいと感じる(50～75%)	喜ぶ人は半数以下である(～49%)
○		
	○	
		○
		○
	○	
○		
	○	
		○
○		
	○	
		○
○		
○		
		○
	○	
○		
○		
		○
○		
		○
		○
○		
○		
		○

●表3● 喜ばれる言葉と嫌われる言葉

声がけ例		ほとんどの人が嬉しいと感じる(75%以上)
	(起床時)	
1	○○さん、良く眠れましたか	
2	時間ですよ	
3	早くから起きているわね。もっと寝てればいいのに	
	(着替え介助の時)	
4	早く脱いでちょうだい	
5	自分でできるところまでは頑張ってね	
6	とても素敵ですよ	
	(排泄介助時)	
7	たくさんでましたよ。よかったわね	
8	くさいわね。におうわ	
9	おなかの具合はどうですか	
	(入浴介助時)	
10	もう少し待っててね。すぐあなたの番だから	
11	ああ重いわね。どっこいしょ	
12	湯加減はいかがですか。熱いですか。ぬるいですか	
	(食事介助時)	
13	ゆっくり召し上がってください	
14	早く食べてよ	
15	全部食べないと栄養が取れないですよ	
	(廊下などでの接触時)	
16	なにかご用はないですか	
17	頑張ってくださいね	
18	のんきでいいわね	
	(体位交換時)	
19	枕は、これでいいですか	
20	無言	
21	今度はこっちを向くのよ	
	(消灯時)	
22	楽しい夢を見てください	
23	用事があったらナースコールを鳴らしてね	
24	勝手に起きて動き回らず、おとなしくしててよ	

JCOPY 498-04841

第2部

ホスピタリティ・マネジメント
～温かな組織を育むための仕組みづくり

◎1章 マネジメントとは、いったいなんだろう？

♡人を幸せに導く組織をつくるためのマネジメント

「ホスピタリティとはなにか？」については、1部2章を読んで理解していただけたと思うので、ここからは、ホスピタリティ・マネジメントの「マネジメント」の部分についてお話ししていきましょう。

マネジメントを直訳すると「経営管理」。経営学の用語では、会社や組織を運営していく方法のことを指します。こう言うと、利益追求のために人間を歯車のように働かせて生産性を上げる方法のように感じますが、本来のマネジメントの考え方は、目的が逆なのです。マネジメントの真の目的は、顧客と従業員を幸せに導き、社会貢献するために組織を運営すること。会社や組織が生み出す利益は、あくまでそれらが存続して社会貢献を果たすために必要な「条件でありコスト」だと考えます。

マネジメントの理論を確立したのは、経営学の第一人者で社会思想家のピーター・F・ドラッカー（一九〇九〜二〇〇五）という人です。もともと政治学者として出発した彼は、米国ゼネラル・モーターズ（GM）社から、経営方針と組織構造の研究を依頼され、マネジメントの研究を始めます。その理論をまとめた集大成とも言うべき著書『マネジメント』は、一九七四年の刊行以降、世界中の大学やビジネススクールで教科書として読み継がれており、今でも解説書が出版され続けています。二〇〇九年に、『もし高校野球の女子マネージャーがドラッカーの「マネジメント」を読んだら』(岩崎夏海／著、ダイヤモンド社）がベストセラーになり、ドラッカーブームが巻き起こったことをご記憶の方も多いでしょう。

ドラッカーの『マネジメント』が時を超えて人々に支持され続けるのは、多くの会社や組織がマネジメントを通して、社会貢献と働く人々の幸せを実現してきたからに他なりません。その理論は、会社のみならず、医療機関においてもむろん有効です。むしろドラッカーは、「企業以上にマネジメントを必要としているものが、それら企業以外の組織である」（上田惇生／訳『マネジメント［エッセンシャル版］－基本と原則』ダイヤモンド社・二〇〇一年）と述べているほどです。

JCOPY 498-04841

マネジメントの3つの役割

ドラッカーは、マネジメントには次の3つの事柄を達成するという役割があるとしています（上田惇生／著『NHK「一〇〇分de名著」ブックス　ドラッカー　マネジメント』NHK出版・二〇一二年）。

1. 自らの組織に特有の使命を果たす
2. 仕事を通じて働く人たちを生かす
3. 社会の問題について貢献する

ひとつずつ説明していきます。

1. 自らの組織に特有の使命を果たす

組織には果たすべき「使命」があります。たとえばファストフード会社ならば、スピーディーに安価な食事を提供して、お客様の空腹を満たすことが使命です。同時に、お客様にひとときの居場所を提供することも使命と言っていいですね。鉄道会社ならば、お客様に平等に安全な交通手段を提供すること。医療機関の場合は、患者さんを健康に導くことですね。

２．仕事を通じて働く人たちを生かす

ドラッカーは、顧客の満足と、従業員の満足を実現できてこそ、会社や組織の存在意義があると考えました。単に人々に仕事を提供するだけでは組織は役割を果たしたことにならないというのです。現代社会で生活する多くの人々は、生活の大部分の時間を組織（職場）のコミュニティのなかで仕事をして過ごします。そのため、組織で働く個人個人が仕事にやりがいを見出して充実感を持って働けなければ意味がないと考えました。

３．社会の問題について貢献する

ドラッカーの有名な言葉に「会社は社会の公器である」というものがあります。ドラッカーは、組織・会社は社会から人材や資源を預かって、社会に必要なものを提供する役割があると考えました。つまり、会社・組織は自分のところの利益ばかり考えていないで、社会を良くするために活動するべきであるということです。利益を優先するあまり、資源を枯渇させるような仕事の仕方や、フードロスを増やしたり、途上国の人々を搾取するような運営をしてはいけないのはもちろんのこと、なにか、「強み」を活かして社会を良くするような活動をしなければいけないということです。

JCOPY 498-04841

♡顧客のニーズを知ることがマネジメントの出発点

マネジメントでは、「顧客がなにを求めているのか」を知ることがすべての出発点となります。では、患者さんが医療機関に求めているものとは、いったいなんでしょう？

「病気を治して健康な体に戻してもらうこと」

「病気からくる心の不安を取り除いてもらうこと」

この2つが患者さんが医療機関に求める主なニーズとウォンツです。

それがわかると、どんなビジョンを掲げるべきかも見えてきますよね。「救急を積極的に受け入れ、常に患者さんの側に立った医療を提供する」、あるいは「患者さんに安らぎを与え、地域で一番愛される医療機関になる」といったものが、示すべき目標・ビジョンとなります。

このビジョンを達成するために、医師、看護師、検査技師、医療事務らが一丸となって組織の仕組みやルールを考え、改革を実行していくのが医療現場におけるマネジメントなのです。

♡医療機関は組織づくりという意識が乏しいのはなぜ？

医療機関を見渡してみると「組織づくり」や「人材育成」にきちんと取り組んでいるところは、まだまだ少ないのが現状です。すでに一般企業では、マネジメントという考え方は当たり前のものとなっているのに、なぜ医療機関ではそうなってはいないのでしょう？
それは医療機関が「雇用の流動性の高い組織」だからです。検査技師にせよ、看護師や医療事務にせよ、資格さえ持っていれば職場を移ることが比較的容易な職種のため、医療の現場にはもともと「終身雇用」という概念が薄いのです。そのため、経営者側は「せっかくスタッフを雇っても、どうせすぐに辞めてしまうのだから、人材教育や組織の仕組みづくりに力を注いでも意味がない」と考えるようになってしまったのです。

スタッフが職場を辞める理由には2種類あります。まずひとつは「外科に3年勤めたから、次は内科の病院に移ってさらに看護スキルを磨きたい」といったポジティブな理由。そしてもうひとつは「給料が安い」「仕事がハード過ぎる」「人間関係に不満がある」といったネガティブな理由です。

ポジティブな理由で辞めていくのならば、なんの問題もないのですが、医療機関の場合、建前では「スキルアップ、キャリアアップを目指したい」と言いながらも、じつはネガティブな理由による退職もかなり多いと思っていいでしょう。ちなみに、看護師の退職理由で最も多いのが職場の人間関係。先輩からのいじめや無視に耐えられなくなって辞めていくのです。

正直に理由を告げて辞めるとカドが立つため、多くの人は「他にやりたいことがあるから」と嘘をついて辞めることになります。こうした辞め方をすると、病院のトップや経営者側には、い

JCOPY 498-04841

つまでたっても組織の問題点が見えてこないため、なんの改善もなされないまま組織は存続していくことになります。そうなると、次に新しく入ったスタッフも、すぐに不満を感じて辞めてしまい、どんどん組織は悪循環のループにハマリ込んでいきます。

やる気のない人が残り、やる気のある人が去る不思議な職場

仕事に対してやる気のない人が辞めていくのならともかく、やる気がある優秀なスタッフが辞めていく……というおかしな現象も医療現場ではよく見られます。

病院に就職することになった新人スタッフのほとんどは「誰かのために役に立ちたい、なんらかの形で社会に貢献したい」と希望に燃えて現場に入ってくるのですが、いざ働き始めてみたら「やる気がない先輩スタッフばかりで、がっかりさせられた」というケースが非常に多いのです。

やる気のないスタッフばかりが集まった職場に、「一生懸命頑張るぞ!」と、キラキラした目を持った新人が入ってきた場合、さてどんなことが起こるのでしょう?

新人はおそらく「患者さんのためにあれもやりたい、これもやりたい」と積極的にかかわる気持ちがあるのですが、先輩たちは「ただでさえ忙しいのに、仕事を増やすようなことは言わないでほしい……」「よけいなことはせずに、言われたことだけ黙ってやっていればいいんだけど……」「まずは、仕事がミスなくスピーディにできるようになってからにしてよ」と冷ややかな

目で新人を見てしまうはずです。

こうした状況が続くにつれて、新人が最初に抱いていた「患者さんと真摯に向き合おう」というピュアな気持ちは徐々に失われ、どうすれば先輩やドクターに叱られずに済むか？　どうすれば仕事を早く終わらせられるか？　といった目先のことばかりに集中するようになっていきます。

そして、やがて新人たちは先輩スタッフ同様にルーティンワークのなかに埋没するか、あるいは理想と現実のギャップに耐えきれなくなって他の病院に移りたいと考えるようになっていくはずです。医療機関の離職率の高さは、じつはこうした歪んだ構造が大きな原因となっているのです。優秀なスタッフから離職してしまう現場は、患者を軽視する組織風土や、学ぶ機会がない医療機関に多いのです。

ホスピタリティ・マネジメントは看護師だけのものではない

もちろん、すべての医療機関がやる気のないスタッフの吹きだまりというわけではありません。病院のなかには、看護師を教育するシステムや、コーチングに力を注いでいるところも比較的多く存在します。しかし、いくら看護師を育てるシステムが充実していても、それだけでは理想的な病院とは言えません。

JCOPY 498-04841

医療の現場は、医師、検査技師、看護師、医療事務……と職種がはっきり分かれているため、縦割り意識が強いのが特徴です。そのため医師の多くは「私たち医者は患者の病気や怪我を治すのが本業なのだからホスピタリティなど必要ない。それは看護師にまかせておけばいい」と考えることが、未だに少なくありません。

しかし、医療を受ける側の患者さんからすれば、看護師も医師も検査技師も、医療従事者という点では同じです。いくら腕の良い医師であっても、事務的な冷たい態度で接していれば、患者さんは不安になるし、病院に対しても良い印象を抱けないはずです。ホスピタリティ・マネジメントは、看護師だけでなくスタッフ全員を対象にしたものでなくてはならないのです。

また、ホスピタリティ（相手を思いやる気持ち）は患者さんに対してだけではなく、現場で働くスタッフの間にも必要です。

部下が挨拶しても知らん顔で通り過ぎたり、些細なことですぐに感情を爆発させる医師や先輩看護師を時折、見かけることがありますが、そんな態度でいては、下で働くスタッフたちのモチベーションは上がっていきません。

スタッフ同士がお互いを認め合える雰囲気、信頼関係をつくることも、マネジメントを行うもうひとつの大きな目的なのです。上司は部下のモチベーションを上げることが、最も重要な仕事なのです。

◎２章 マネジメントを始めよう。まず、やるべきこととは？

まずはトップダウンで組織が目指すビジョンを明確化する

次に、ホスピタリティ・マネジメントを行う際の、具体的な流れについて説明していきましょう。

組織を改革していこうと考えた時に、トップや経営陣が最初にやるべきなのは、病院がこれからどんな組織を目指そうとしているのか、「ビジョンを明確化する」ことです。「地域で一番愛される医療機関を目指す」「すべての患者さんに安らぎを与える医療機関になる」といった大きな理念や目標がこれに当たります。

目標を設定する際には、スタッフ全員で話し合いながら決めていくのが理想的と思われがちで

JCOPY 498-04841

すが、小規模なクリニックならまだしも、数百人のスタッフを抱える大きな病院になると、すべての人の意見を組み入れるのは不可能です。

「より良い病院を目指したい」とポジティブに考えるスタッフがいる一方で、「今でさえ忙し過ぎるのに、これ以上仕事を増やされるのはイヤだ」と反対するスタッフが必ず出てくるため、すべての人の話を聞こうとすると、どうしても意見がまとまりにくくなってしまうのです。

先ほど私は「マネジメントとは、上から一方的に押し付けるものではない」と申し上げましたが、大きな理念や目標を定める時に限っては、経営陣や病院のトップが中心となって舵取りを行うべきでしょう。

本気でホスピタリティに溢れる組織を目指そうとした場合、当初は病院がある程度、投資する必要性があります。改革によって患者さんに愛される病院へと進化すれば、結果的には来院数も増えて経営は安定の方向に向かうはずですが、ホスピタリティ・マネジメントの成果はすぐには来院数の増加や利益上昇には表れません。

ゆえに組織の方向性を示すビジョンを決定する際には、「多少投資をしてでも、一部のスタッフが退社することがあったとしても、絶対に理想を貫く！」という経営者側の強い信念と決意が必要になるのです。

♡ 理想と現実のギャップを把握するために現場を正しく知る

大きな理念や目標を掲げたら、次にすべきなのは理想と現実がどれだけ離れた状態にあるのかを把握することです。目標が明確になっても、スタッフたちが現状を把握できていなければ、なにをどう具体的に進めればいいのかわからず、行動に移すことができません。目標までの道のりが見えてこそ、やる気が起きるのです。

では、病院の現状を知るには、なにをすればいいのでしょうか？

誰もが最初に思い付くのが、それぞれのスタッフが「組織が掲げたビジョンを、現時点でどれだけ実行できているのか？　どれだけ実行できていないのか？」を自問自答するというやり方です。

しかし、客観的に自分を見つめ直すという行為は、簡単そうに見えて、じつはかなり難しいのです。たとえば「マザーリーフ」のコンサルタント業務のなかで、こんな場面に遭遇したことがあります。

あるクリニックから「接遇の課題を探ってほしい」との依頼を受けて、スタッフの仕事風景を動画に撮り、本人たちに見てもらった時のことです。私の目から見ると笑顔が足りなかったり、スタッフ同士のコミュニケーションが欠如していたりと、かなり問題の多い職場だったのです

JCOPY 498-04841

が、動画を見た現場スタッフたちからは「私たちのどこがイケナイの？　さっぱりわからない」という声が多く上がったのです。

こちらから気になった部分を指摘すると、「なるほど、気付きませんでした。目からうろこです」と感動してくれることもあります。彼らにとっては、それが当たり前の日常となってしまっているため、自分たちではなにひとつ問題に気付くことができなかったのです。

患者アンケートや口コミの活用の仕方

第三者の意見に耳を傾けてみるのも有効な手段となります。第三者の視点から病院の問題点を探る目的で、手軽に行える方法が、患者さんを対象に行う「アンケート調査」です。通院している患者さんや入院患者さんにアンケート用紙を配ったり据え置いたりし、院内の設備で気になった点や、スタッフの接遇に対する感想を書いてもらう方法がこれです。

また、インターネットの口コミも参考になります。できれば患者さんには積極的に口コミを書いてもらうようにお願いするのが望ましいでしょう。

アンケート調査や口コミから、病院の傾向のようなものがある程度は見えてきます。ただし、アンケートや口コミの回答が、必ずしも現状を正確に表しているとは言い切れません。そこにはどうしても患者さんの主観が入ってしまうからです。

いつもかいがいしくお世話してくれる担当スタッフに対しては、必要以上の高評価をしたり、よく知らないスタッフには先入観だけで厳しいコメントを書いたり……と、好き嫌いの感情でアンケートを記入する患者さんが少なくないのです。これでは正当な評価とは言えませんよね。

さらに患者さんのなかには、些細なことにクレームを唱えるクレーマーもいます。そういう人は、一般の人は気にならないような部分についても、重箱の隅をつつくような辛辣な意見を書いてきます。

もちろん不適切な応対については真摯に受け止める必要がありますが、理不尽な要求をする患者さんの意見やクレームをすべて真に受けていたら、スタッフは疲弊し、組織はたちまち混乱してしまいます。

また、患者さんへのアンケート調査を行った場合は、結果をスタッフにどう伝えるかにも気を遣う必要があります。高評価の部分についてはそのままスタッフに伝えても構いませんが、批判やネガティブな意見を伝える際には、慎重でなければなりません。

「◎◎さんに対して患者さんへの応対が悪いという意見が多く寄せられているので、反省してもらわないと困ります」などと、ストレートに伝えてしまうと、言われたスタッフを深く傷つけてしまうだけでなく、それまで築き上げてきた職場の信頼関係があっという間に壊れてしまいます。

JCOPY 498-04841

伝える側は、アンケート調査や口コミの結果をそのまま鵜呑みにせず、「こういうことを書いてこられた患者さんがいらっしゃるのですが、みなさんのなかに思い当たる節はありますか？もしあるならどうすれば良いと思いますか？」と、できるだけ婉曲に伝えなくてはなりません。また特定の個人ばかりがクレームをもらう場合は、面談をして、クレームの真の問題を探ることが必要です。表面上の対処療法では解決しないのです。いずれにせよ、アンケート調査や口コミは、参考にしつつも鵜呑みにせずに活用しましょう。

Q&A ネットの口コミが悪い場合の対策は？

Q ネットの口コミ評価が低いのが気になっています。受付の対応が悪いとか、医師の腕が悪いとか、ほとんどが否定的な書き込みです。私たちは努力しているつもりなのですが、批判ばかりだとモチベーションも下がってしまいます。ネットの口コミ評価を上げるにはどうしたら良いでしょうか？

A このような依頼を受けて、覆面調査を行ったことがあります。結果的に、そのクリニックは、他のクリニックと比べて、特別に対応がひどいわけではありませんでした。スタッフの身だしなみは整っていて、院内の清潔感もありました。医師は話を聞いてくれている印象を持ちましたし、薬の説明についても不足はありませんでした。では、なぜそんなに低評価を書き込まれてしまったのでしょうか。

この病院の場合、強いて言えば、受付の際に笑顔がありませんでした。また、診察室では、医師がこちらを見ずに「いきなりお名前は?」と尋ねてきたので、少々ぶっきらぼうな印象を受けました。

ネットの口コミの特徴は、こうした些細なマイナスの印象でも、書き込まれることによって定着・強化されてしまうということです。すると、次々とネガティブなコメントが付いてしまうというスパイラルに陥ってしまうことがあるのです。

こうした問題を解決するには、些細なマイナスの印象をなくしていくことが有効です。そのためには、一〇九頁でお伝えした「非言語コミュニケーション」の面を見直してみてください。

□　患者と応対する時の表情を意識していますか?
□　患者と応対する時の体の向きを気を付けていますか?
□　アイコンタクトの機能を理解し、活用していますか?

以上のポイントを意識して接遇を行うだけでも、口コミ評価は改善するのではないかと思

JCOPY 498-04841

います。

♡覆面調査を行うと組織の現状が明らかになる

客観的に組織の現状を知る方法として最もおすすめなのが、コンサルタント会社による「覆面調査」です。「マザーリーフ」でも、初診患者を装って病院を訪れる覆面調査をたびたび行っていますが、覆面調査の場合は患者アンケートとは違い、個人的な感情抜きに組織の現状を見ることができます。

さらに覆面調査員は、受付スタッフや看護師の接遇だけでなく、医師や検査技師の患者さんへの態度、スタッフ同士のコミュニケーションなど、さまざまな視点で組織全体を細かくチェックしていくため、総合的に職場の現状を把握することが可能となります。

調査員が病院を訪れて、最初にチェックするのが、患者さんに対するスタッフの接遇です。最近ではスーパーやコンビニのアルバイト店員さんでさえ「いらっしゃいませ」「ありがとうございます」と丁寧に挨拶するのが当たり前となっていますが、実際に調査に訪れてみると、挨拶すらまともにできていない病院が多いことに驚かされます。

本来ならば病院の受付スタッフは、患者さんが来院されたら「今日はいかがなさいましたか？少々お待ちいただくことになりますがよろしいでしょうか？」と笑顔でアイコンタクトを取りながら、患者さんの体調を気遣って差し上げるべきです。

それなのに患者さんの顔すらほとんど見ないで「これに記入してください」と問診票をぶっきらぼうに差し出すだけの応対を行っているところが非常に多いのです。

なかには初診で訪れた患者さんがカウンターの前で待っているのに、話しかけてほしくないオーラを発し、自分からは一向に声をかけようとしない病院もあります。これでは、ただでさえ具合が悪い患者さんに、よけいにストレスを与えてしまうことになります。

病院を訪れた調査員は、患者さんへのスタッフの対応だけでなく、スタッフ同士のやりとりもチェックしますが、ここでも問題点が多く見つかります。

カルテの受け渡しの際にきちんと申し送りが行われていなかったり、スタッフ間に声がけや笑顔がほとんど見られなかったり……、コミュニケーション不足に陥っていると思われる病院がかなり目立ちます。

仕事中に無駄なおしゃべりや世間話をする必要はありませんが、カルテを渡す際に「入院されている◎◎さんは、最近変わりはないですか？」「そうですねぇ、この一週間食欲がなくてあま

JCOPY 498-04841

り元気がないようです。注意して見ておいていただけますか？」といった、言葉による小さな情報交換はもっとあっていいはずです。

♡コミュニケーションや接遇は安全と繋がっている

なぜ一見当たり前と思われる接遇やコミュニケーションが、医療現場では行われていないのでしょうか？

忙しい職場だからというのもその理由のひとつですが、最大の理由は、医療という仕事が持つ特殊性にあります。

医師、看護師、検査技師、医療事務など、専門家が集まった医療現場で、最も必要とされているのは「正確かつ安全に仕事を行う」という意識です。

医療や介護の仕事は、人間の健康や生命に直結しているので、うっかりミスや間違いは絶対に許されません。だから医療現場で働く人は「患者への接遇やスタッフ同士のコミュニケーションに時間を割くぐらいなら、正確に安全に仕事をこなすことに集中すべき」と考えがちなのです。

確かに医療現場では、正確で安全な医療は最も重要な要素です。いくら患者さんに思いやりの気持ちを持って優しく接したところで、間違った診断や処方を行っていては、病気を治すどころか、患者さんの命すら守れないことになってしまいます。しかし、ホスピタリティ溢れる接遇は、安全な医療を実現するために必要なひとつの方法と考えてみたらいかがでしょうか。コミュニケーションや接遇も、「安全」と決して無関係というわけではありません。じつはコミュニケーションや接遇は患者さんの安全とも根っこの部分ではしっかりリンクしているのです。

たとえば、受付の際に顔をしっかり見てアイコンタクトを取ることは、相手に安心や信頼感を抱かせるだけでなく、患者さんの健康状態を把握することにも繋がっています。つらそうな表情を見て、一刻を争うような状況だと判断すれば、優先して診察を行うこともできるため、結果的には安全を確保することになるわけです。

同様にスタッフ同士のコミュニケーションの量を増やすことも、患者さんの安全に役立っています。たとえば、スタッフ同士が笑顔で気軽に声をかけ合う関係が日頃からちゃんと築かれていれば、「おや？　今日の◎◎さんは様子がいつもとは少し違うかも」と不安を感じた場合、それをすぐに口に出して他のスタッフと情報を共有することが可能となります。

逆に普段から会話が少ないピリピリした職場の場合は、「よけいなことを言って、仕事を増やしてしまうのも悪いなぁ」と遠慮して、不安を自分のなかだけに留めておくことになります。どちらが患者さんの安全確保に役立つかは、言うまでもありませんね。

医療現場では小さな変化を見過ごすことが、大きな事故や医療ミスに繋がるケースが少なくありません。そうした事態を未然に防ぐためにも、普段から気軽に会話を交わせる雰囲気を職場につくっておくことが大切なのです。

JCOPY 498-04841

また最近では、医師がホスピタリティを意識し、患者の立場に立ったインフォームドコンセントを行うなど、患者と信頼関係を築くことによって、医療ミスによる訴訟のリスクが減る可能性も示唆されています。

ICM組織診断で、組織の現状が見えてくる

「マザーリーフ」では、組織の現状を調査する際には、覆面調査に合わせて「ICM組織診断」を実施しています。これまで一〇〇〇名以上の医療機関の方に実施しています。これは、原田教育研究所の原田隆史氏が考案した認知に関する組織診断法です。

現場のスタッフに23の設問に答えてもらい、その回答を座標軸にプロットしていくのですが、この診断法を実施すると組織が今どういう傾向にあるのか、どんな感情でいるのかがはっきりと見えてきます（図1）。この診断では「マズローの欲求階層説」による安全の欲求、所属と愛の欲求、承認の欲求が満たされているかどうかを知ることができます。マズローの欲求階層説では、これらの欲求が満たされて初めて自己実現の欲求が生まれるとされています。つまり、組織のなかで、ホスピタリティを伝え合う風土をつくることができれば、自己実現の欲求……自ら考え、主体的に動く組織、患者に一歩踏み込み、ホスピタリティを伝える勇気は生まれてくるのです。

問題のある組織では、まず組織のトップに明確な目標がなく、リーダーシップを発揮していない場合が多く見られます。そして、職員は組織のなかで常に不安を感じていて元気がないのです。このＩＣＭ組織診断では、「存在感」と「不安感」という2つの指標に注目して、職員の心理状態を視覚的に把握することができます。

「存在感」とは、自尊心が満たされているかどうかの度合いを表した指標で、自分の存在が認められて、「働きがい、やりがい」を感じるほど、高くなります。「不安感」は職場の秩序が保たれていないことで感じる不安の強さを示した指標です。不安感が弱いほど「働きやすい」と感じ、不安感が強いと仕事がつらくなります。

「不安感」が弱く「存在感」が強いほ

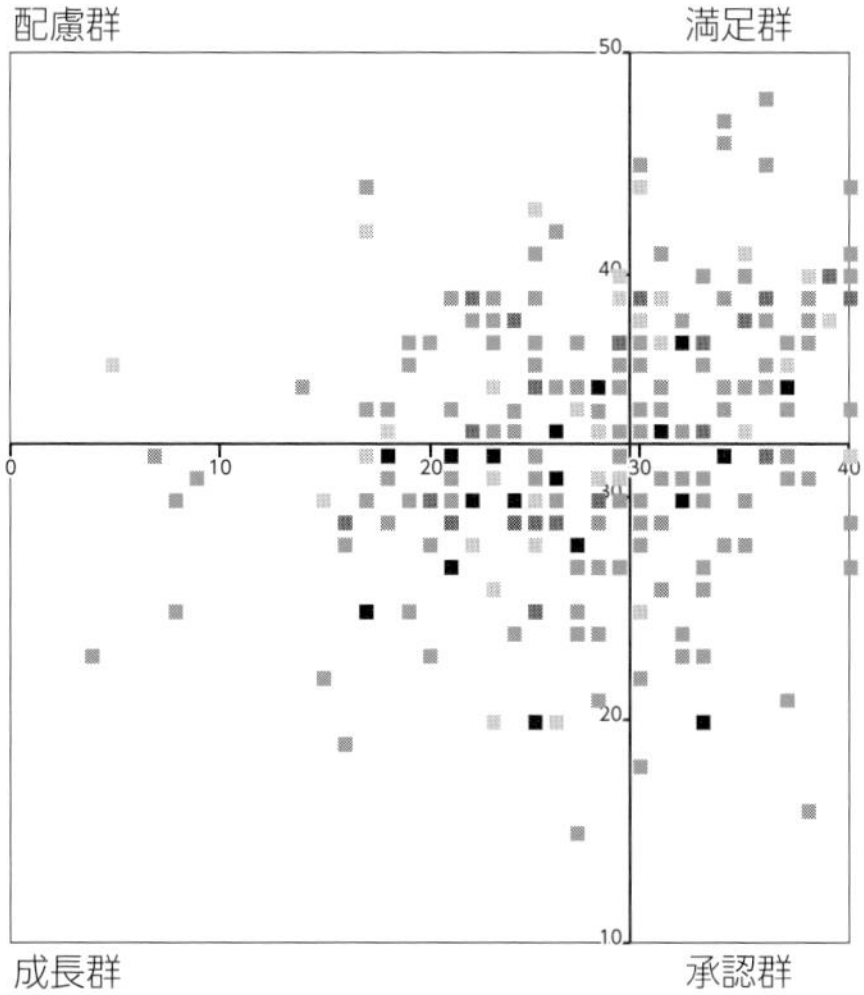

●図1● Ideal Company Method® (ICM) による組織診断の例

JCOPY 498-04841

ど、仕事に誇りを持ち、意欲的な状態（満足群）ですが、「不安感」が強く、「存在感」が弱いと、職場に適応できず、つらい状態（成長群）になります（図２）。

医療現場の仕事は、そこで働く人の感情の状態がどうなっているのかが、そのまま医療サービスの質に繋がります。ですから、働く人の人間関係の状態や、感情の状態をホスピタリティの気持ちを伝え合うことにより、マネジメントをしていくことが必要です。

これらの職員全員分の心理状態をグラフにプロットすると、職場の状態を一目で把握することができます。

ＩＣＭ組織診断では、回答のばらつきによって、組織を以下の５つのタイプに分類しています（図３）。

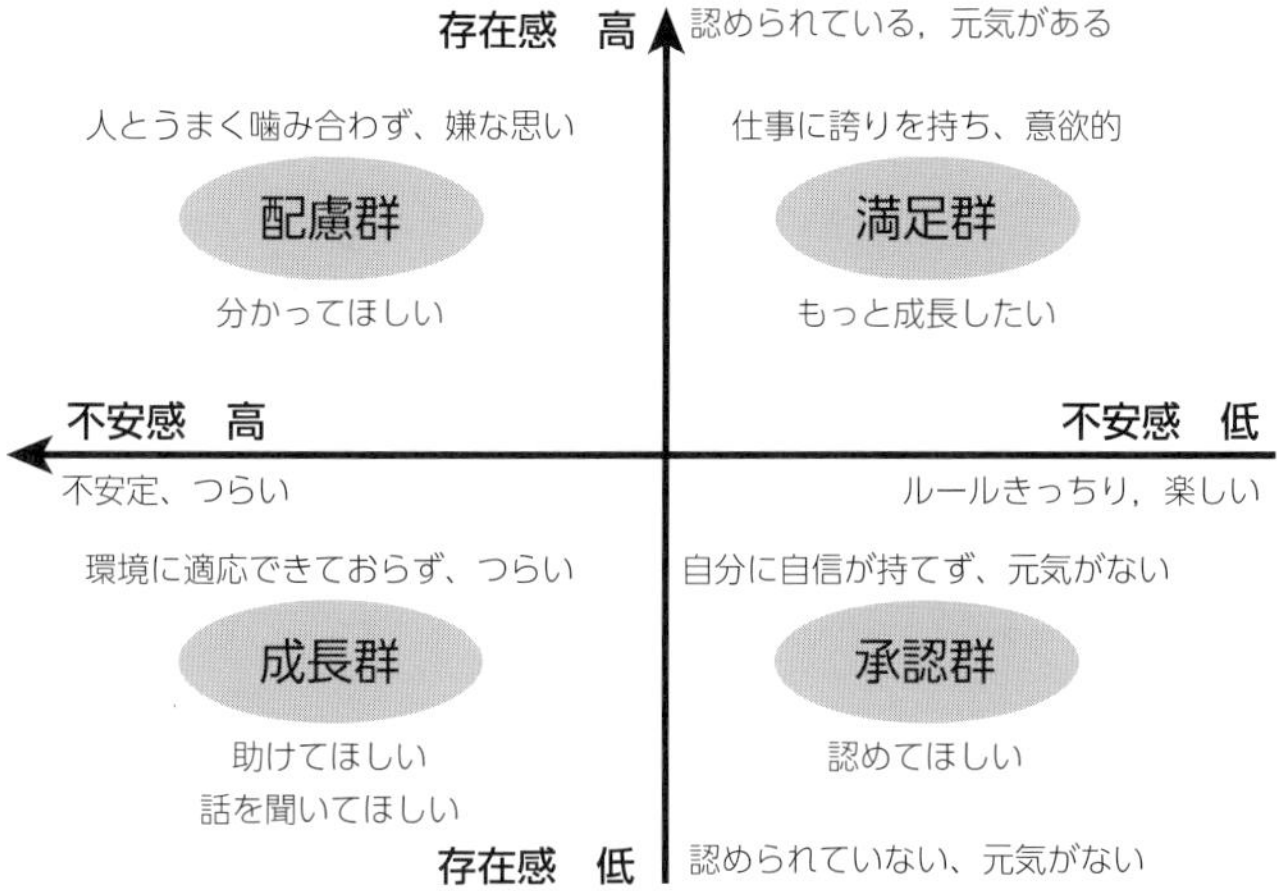

存在感　高
認められている，元気がある
人とうまく噛み合わず、嫌な思い
配慮群
分かってほしい
仕事に誇りを持ち、意欲的
満足群
もっと成長したい
不安感　高
不安定、つらい
不安感　低
ルールきっちり，楽しい
環境に適応できておらず、つらい
成長群
助けてほしい
話を聞いてほしい
自分に自信が持てず、元気がない
承認群
認めてほしい
存在感　低
認められていない、元気がない

●図２●個人の状態

●「アイディール型」＝「理想型」主体的にいきいき働く人が多く、お互いに存在価値を認め合っている組織。
●「フレンドリー型」＝「なれあい型」職場内のコミュニケーションが活発で、上下関係なく気軽にものが言える雰囲気だが、浮いてしまうスタッフが少なからず存在する組織。
●「パフォーマンス型」＝「管理型」職場におけるルールが確立されてはいるが、スタッフの意欲に差が見られる組織。
●「ムーブメント型」＝「荒れ始め型」やる気のあるスタッフと、やる気のないスタッフが二極化している組織。
●「インプルーバブル型」＝「崩壊型」職場に不満を抱えているスタッフが多く、相対的にやる気が見られない組織。

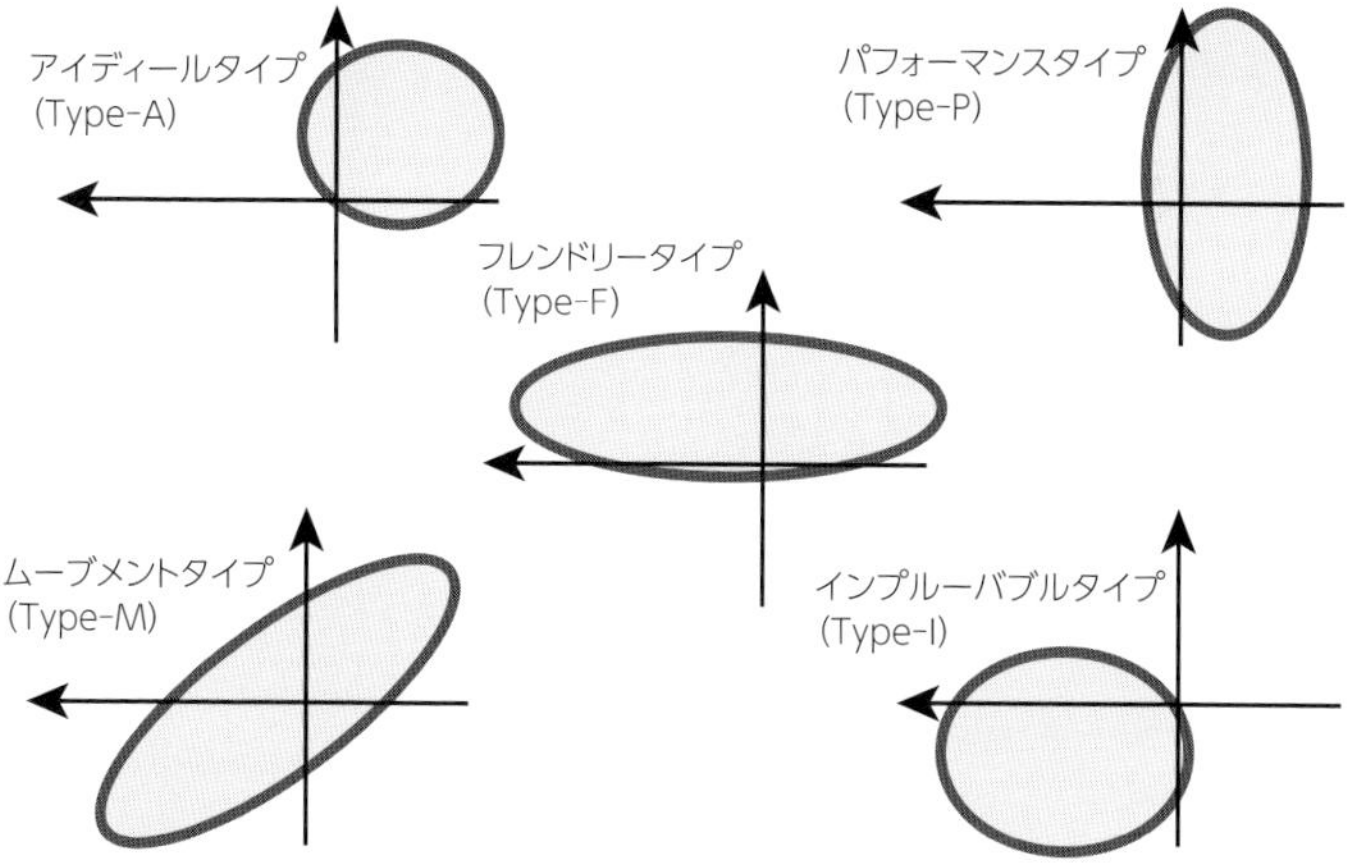

●図３●職場　５つのタイプ

JCOPY 498-04841

♡一般的に理想的な組織のタイプ

5つのタイプのなかで、組織として最も理想的なのは「アイディール型」です。スタッフ全員がひとつの目標に向かって切磋琢磨し、お互いの存在を認め合ながら、仕事へのモチベーションを高めていく組織がこのタイプです。

本来は医療機関もアイディール型組織を目指すべきなのでしょうが、非常に難しいと思われます。もともと医療機関は、一般の企業とはかなり異なる構造や要素を持っているため、アイディール型にはなりにくいのです。

営業職などの場合は、努力した結果が営業成績や売り上げという形で数字に表れるため、頑張りが直接評価に繋がります。いい成績を上げて褒められた人は、「もっと頑張ろう」という気持ちになるし、成績が芳しくなかった人は「次は負けないぞ！」と競争心を抱くことになり、互いに認め合い、競い合うなかで組織全体がどんどん活性化していきます。つまりアイディール型組織は、はっきりと目に見える形の評価制度がある組織のほうが達成しやすい傾向があります。

しかし、医療現場の仕事はそれほど単純なものではありません。個人的な頑張りが数字に表れるわけでもないし、人間の命にかかわるシビアな仕事が中心になるため、褒められるよりは叱られたり注意を受ける機会のほうが多くなります。さらに、たとえ褒められたからと言って、一般企業のようにそれが出世や給料アップに直接結び付くわけでもありません。頑張りが数字で評価され、自己肯定感を得やすいアイディール型は、医療の現場では、実現困難なことが多いです。

♡ 医療機関に多く見られる組織タイプ

では、医療現場に多く見られるのは、5つのなかのどのタイプなのでしょうか？私のこれまでの調査によると、「ムーブメント型」の組織が医療機関の大半を占めていると思われます。

ムーブメント型とは、やる気のある人と、やる気のない人が混在した不安定な組織のことで、多くの場合は、組織全体がやる気のない人に引っ張られていく傾向にあります。教育現場に例えると、学級崩壊へと向かう「荒れ始めの状態」。そのまま放っておくと、いずれは「インプルーバブル型」へと移行していきます。

インプルーバブルとは、日本語に訳すと「ありそうもない、あり得ない」という意味で、別名「崩壊型」とも呼ばれています。医療現場に例えると、医療ミスが頻発したり、看護師の集団退職が起こったり、さまざまな問題が噴出する組織を意味します。少々大げさな言い方になりますが、医療現場の多くは、崩壊へと向かう一歩手前の状況にあると考えていいのかもしれません。

これまで病院全体で「インプルーバブル型」になった医療機関はないのですが、部署単位で見

JCOPY 498-04841

られる場合があります。このような場合は、管理者によるパワーハラスメントがあることが少なくありません。パワーハラスメントとは、職権などのパワーを背景にして、本来の業務の範疇を超えて、継続的に人格と尊厳を侵害する言動を行い、就業者の働く関係を悪化させ、あるいは雇用不安を与えることを言います。離職を招いたり、うつ病などのメンタルヘルス不調の原因となることもあります。インプルーバブル型と診断されたある看護部門の部署では、高圧的な師長が部下に対し、理不尽なことで、感情的に叱責したり、日替わりで部下に対するいじめを行うなど、常に陰口、悪口、足の引っ張り合いが続くような状況でした。このように現場の管理者のマネジメントが、職員の心理状態に大きく影響を及ぼすのです。

もしインプルーバブル型に近い組織になっている場合は、複雑な人事制度を導入するより、教育学者の森信三先生が唱える組織再建の3原則「場を清める」「時を守る」「礼を正す」を実行することが最も効果的です。

医療機関が目指すべき組織タイプは？

小規模なクリニックのなかには、スタッフ間のコミュニケーションが活発な「フレンドリー型」の組織もよく見受けられるようですが、このタイプも医療機関としては理想的とは言えません。スタッフ同士が親密であることは決して悪いことではありませんが、フレンドリーも度が過ぎると、単なる「なれあい集団」になってしまうのです。

スタッフ同士の距離が近くなり過ぎると、徐々に看護師間の会話のなかで、同僚や患者さんに対する悪口や陰口が増えてきます。組織としての最低限のルールさえ定めておけば、そうはならないはずなのですが、フレンドリー型組織の場合は、ルールが徹底されていない場合が多いため、いつのまにか緊張感に乏しい空気が蔓延してしまうことになるのです。

では、現時点で「フレンドリー型」「ムーブメント型」にある医療機関は、どのタイプの組織を目指せばいいのでしょうか？

医療機関が理想とすべきは「パフォーマンス型」の組織ではないか？　と私自身は考えています。パフォーマンス型とは、組織としてのルールは確立されているものの、スタッフの意欲にばらつきがある集団のことです。モチベーションの高いスタッフがいる一方で、自分の仕事にまだ自信が持てずに悶々と悩んでいる人もいる……そんな組織です。

パフォーマンス型は、不安定な組織という点ではムーブメント型と似ているようにも感じますが、「組織としてのルール」が設定されているか否かの点で大きな違いがあります。

時間厳守、挨拶、掃除、整理整頓など社内ルールを作成し、実施状況を確認するようなルールがあれば、ムーブメント型のようにやる気のないスタッフに組織全体がずるずると引っ張られていくことはありません。ルールをさらに整備することで、組織全体が良い方向に向かうことも十

JCOPY 498-04841

分あり得るという点では、パフォーマンス型は上下関係は厳しいけれど、まとまりのある組織と言えます。

◎3章

安心して働ける組織の仕組みを整備しよう

頑張っている人が損をしない評価システムが必要

スタッフたちが、やりがいを感じながら目標に向かっていくためには、組織としての「ルールや評価基準」を事前に定めておくことも必要です。

とはいうものの、今までの医療機関には「評価システム」と呼べるものは一部の病院を除き、あまり存在しませんでした。また存在したとしても機能せず、形骸化していることが少なくありません。これは医療の現場では、個人の頑張りが数字には表れにくいうえに、給与体系も能力給・成果給ではないため、わざわざ評価システムをつくっても意味がないと思われていたからです。

JCOPY 498-04841

評価システムが存在しない環境に置かれると、人間はどうなるのでしょう？

最初は仕事に理想を抱き「評価や給料なんて関係ない。人のために役立つ仕事なのだから一生懸命やるのが当たり前だ」と思っていた人も、やがては「いくら努力しても誰からも褒めてもらえないし、給料も上がらないんだったら、頑張らずにラクをしたほうがいい」と考えるようになっていくはずです。

先ほど「医療機関は、やる気のあるスタッフとやる気のないスタッフの二極化が進んだ組織で、徐々にやる気のない方向に引っ張られていく状態にある」とお話ししましたが、その原因は、ここ（評価システムの不備）にあるのです。

しかし、たとえ給料には反映されないにせよ、組織には人を評価するための仕組みは必要です。評価される機会がないと仕事に対するモチベーションが高まらないだけでなく、組織はどんどん停滞の一途をたどっていくことになります。

理念を共有できない人が辞めることは仕方がない

では、医療の現場ではどんな「評価の仕組み」をつくっていけばいいのでしょうか？

評価システムとして、まず考えられるのが、看護部長や各部署のリーダーがそれぞれのスタッフの仕事ぶりを「学校の通知表」のように何段階かのレベルに分けて評価し、半期ごとに面談をしながら手渡すという方法です。

評価をするとなると、各部署のリーダーは日頃からすべてのスタッフの行動に目を向ける必要が出てくるので、仕事の負担は増えてしまいます。しかし、組織全体のレベルアップを本気で考えているのなら、取り組む価値は絶対にあるはずです。

自分に対する評価を知ることは、仕事へのモチベーションや、やりがいに必ず繋がっていきます。高い評価を受けた場合は「この病院は、ちゃんと私の頑張りを見ていてくれたんだ」と、自己肯定感や満足感を抱くことができますし、評価が低かった場合も、自分になにが足りなかったのか、改善すべき点が見えてきます。

そうは言っても、低い評価を下されたスタッフのなかに「なぜ私の評価が低いのか納得できない。こんな病院、もう辞めてやる！」とふてくされてしまう人が何人かはいるはずです。

人手不足に苦しんでいる病院では、そういうスタッフにも「なるべくなら辞めてほしくない」と考えて、必要以上に気を遣い引き止めようとしますが、それではいつまでたっても組織は変わっていきません。

自分の至らない点を素直に認められずに、不平不満ばかり言うスタッフに対しては、「辞めてしまうのは仕方がない」とある程度、冷静に考えることが必要です。スタッフを変えるための努力をするというよりは、なにが良くて、なにが改善すべき点なのかを、感情的になることなく、丁寧に伝え続けることが大切なのです。その際、相手が必ず改善してできるようになると信じて

JCOPY 498-04841

かかわらなければなりません。真摯に対応すれば、結果として相手が改善することもあります。残念ながら自ら職場を去るという選択をするかもしれませんが、そうだとしても、相手が組織に憎しみを抱く可能性は低くなります。

評価システムとは、喜びやモチベーションを高めるツールであるとともに、やる気のあるスタッフをより成長させるものです。反対にやる気がないスタッフや組織に悪影響を及ぼすスタッフの改善を促し、場合によっては、組織になじまないスタッフが自ら去っていくことにも繋がるものなのです。

評価のルールはみんなで決めよう

スタッフを評価する際には、個人的な好き嫌いや主観をできるだけ排除し、組織としてのルールや方針が守れているかどうかを基準に判断しなくてはなりません。つまり、評価を行うには、基準となる「ルール」を最初に定めておく必要があるわけです。

ルールをつくる際にはトップダウンだけではなく、スタッフみんなで意見を出し合いながら決めていくのがいいでしょう。上から一方的に押し付けられたものではなく、自分たちが納得して決めたルールであれば、スタッフのなかにもそれを守ろうという気持ちが自然に生まれてくるはずです。

ルールをつくる際には、まず、スタッフ全員に以下のような質問を投げかけて、アンケートを取ることから始めてみましょう。

●組織としてさらにステップアップを目指すために、新たに取り組むべきことはなにか？
●現状の組織のなかで、改めたほうがいいと感じる部分はどこか？
●自分たちの組織の自慢できる部分、これからも継承していくべき部分はどこか？

漠然とした設問のように思われるかもしれませんが、「みんなが感じている現状の良い点、悪い点、目指すべき方向性」がおぼろげながらもわかってくれば、どんなルールや方針を定めればいいのかが見えてきます。アンケートを回収した後は、それを経営陣がまとめながら、組織としてのルールを決定していくことになります。

ルールには、「救急患者は原則として受け入れる」といった組織全体を対象にしたものがあってもいいし、「ドクターはインフォームドコンセントを徹底する」といった、それぞれの部署ごとの細かいルールがあってもいいでしょう。

ただ、ここで忘れてはならないのが、ルールは、働く側の利益や効率化を目的としたものではなく、患者さんの側に立ったものでなければならないという点です。

JCOPY 498-04841

ルールをつくる際にはビジョンを常に念頭に置く

ルールをつくる際には「病院がなにを理想とし、どこに向かおうとしているのか？」のビジョンを常に念頭に置いて考えていかねばなりません。ルールは、それを守ること自体が目的なのではなく、本来はその先にある大きなビジョンを叶えるために存在しています。それをスタッフ全員が認識していてこそ、ルールは意味を持つことになるのです。

しかし、ルールを定めて数年～数十年もたつと、ルールだけが一人歩きを始めてしまうことがあります。なんのためにつくられたルールなのか？　の部分がすっぽりと抜け落ちて、「規則なんだから守らなきゃダメ」とだけ、考える人が増えてきてしまうのです。

ビジョンがスタッフのなかにちゃんと浸透していないと、せっかく定めたルールがただスタッフを縛り付けるだけの形骸化した規律になってしまうというわけです。その例をひとつ挙げてみましょう。

たとえば「地域で最も愛される病院を目指して、可能な限り救急患者を受け入れていこう」というビジョンを病院が掲げたとしましょう。救急患者を積極的に受け入れようとした場合、スタッフがひとり欠けただけでも仕事の大きな支障となってしまいます。そこで、経営陣は「スタッフの急な欠勤は認めない。欠勤する場合は前日までに必ず報告すること」という厳しいルールを定めるはずです。

ビジョンがスタッフに浸透している組織の場合は、当然このルールは守られていきます。急な欠勤がなぜいけないのか？　その理由がわかっているからです。

しかし、ビジョンが浸透していない病院の場合はどうでしょう？　おそらく「私たちだって人間なんだから急な私用が入ることもある。なんでそこまで病院側の要求を聞く必要があるの？」と不満を訴える人が必ず現れてくるはずです。

こうした事態を未然に防ぐためにも、ルールを定める際は、同時にスタッフ全員に病院のビジョンを浸透させておく必要があるのです。

ビジョンを浸透させるためには毎日の落とし込みが大切

では、組織のビジョンをスタッフたちに浸透させるためには、どんな仕組みをつくっておくべきなのでしょうか。

これにはさまざまな方法がありますが、たとえば常にみんなの目に入る場所に、ビジョンを書いた紙を貼り出しておくのもひとつの方法です。また、毎日出勤時にビジョンをみんなで声に出して読み上げる習慣をつくるのもいいでしょう。どちらも時代遅れの手法に感じられるかもしれ

JCOPY 498-04841

ませんが、確実に効果はあります。

ちなみに、ホスピタリティ・マネジメントの先進事例と言われる「リッツ・カールトン・ホテル」では、「クレドカード」というものをつくり、常に従業員たちに身に付けさせています。クレドとはラテン語の「信条」「理念」の意味。このカードには「リッツ・カールトンはお客様にとってどんな存在であるべきか、そのためには私たちはなにをすべきか」が記されています。

つまりは絶えずビジョンに触れている状態を日常のなかにつくっておくこと、「日常への落とし込み」が重要なのです。

ビジョンに絶えず触れている状況をつくるという意味では、後輩を指導する時は、組織のビジョンを必ず一言添えながら声をかける……という方法もおすすめです。

挨拶の足りないスタッフを見かけたら、単に「ルールで決められているんだから挨拶しなきゃ駄目じゃない！」と頭ごなしに叱るのではなく、こんなふうに声をかけてみてはいかがでしょうか。

「〝地域で一番愛される病院になる〟ためにも、患者さんに安らぎを与える雰囲気を一緒につくっていきましょう」

ルールの先にあるビジョンを添えるだけで、なんのために挨拶や笑顔が必要なのか？ がわかって注意された方も納得できるし、ことあるたびにビジョンを耳にすることで、スタッフたちのなかに、それは当たり前のものとして浸透していきます。

JCOPY 498-04841

ルールのヒント① 患者さんからのスタッフへの加害は組織で対応

ホスピタリティ・マネジメントにおいては、スタッフが安心して働ける環境を整備するためのルールも必要です。そのためには、クレーマーや、患者さんからスタッフへのセクシュアルハラスメント・モラルハラスメントなどへの対応ルールやマニュアルも、きちんと定めておく必要があります。

患者さんのなかには、クレーマーやモンスターペイシェント、セクハラ・モラハラ・暴力をふるうなどの加害行為をする人が少なからず存在します。

現場のスタッフの多くは、患者さんから寄せられたクレームや要求については、どんな理不尽なものであっても誠意を持って対応しなくてはならない……と考えがちですが、患者さんの要求にすべて応えるのが、本当のホスピタリティではありません。非常識なクレームやセクハラなどに対しては、拒否する権利はあってしかるべきです。

ただ、スタッフ個人が患者さんに対して直接強い態度に出ると、火に油を注ぐ結果を招くことにもなりかねないため、トラブルに巻き込まれそうになった場合は、スタッフ個人ではなく、組織が定めたルールに則って責任者が対応するという仕組みをつくっておきましょう。

JCOPY 498-04841

患者さんからスタッフへの迷惑行為や加害への明確なマニュアルが存在しない病院では、上司に相談したところで、「あの患者さんは確かに大変だけど、でも、なんとか頑張ってみてよ」と同情されるだけで終わってしまうため、「どうせ言ってもなにも変わらないんだから、我慢しよう」と、スタッフは自分のなかだけにトラブルを抱え込んでしまいがちです。信頼関係のない職場では、明らかに理不尽な要求をする患者さんに対しても「あなたの対応が悪かったんじゃないの？」などと、職員のせいにして叱責するということすらあります。結果として、さらに信頼関係が崩れていくという悪循環に陥ることもあります。

しかし、以下のようなマニュアルを定めておくだけで、スタッフのストレスはずいぶん軽減されるはずです。

「患者さんからの理不尽なクレームや加害行為については責任者が対応する。スタッフはひとりで悩まずに、必ず上司に報告すること」

報告を受けた現場の上司は、さらにそれを上に伝え、事務長や院長などの病院のトップから、強制退院など相応の措置を講じると、患者本人やご家族に意志を伝えるようにすればいいのです。

対応マニュアルがあると、スタッフたちは「私たちは組織に守られている、大切にされている」という信頼感を抱けるようになり、結果として離職率の低下にも繋がっていきます。

♡ルールのヒント②　スタッフ同士の足の引っ張り合いをなくすには

次に、スタッフが前向きな気持ちで働ける環境をつくるルールについて考えてみましょう。まずは、基本的なことですが、「人の悪口や影口を言わない」「仲間の前向きな提案を否定しない」ということを掲げてみてください。

人間として当たり前のモラルじゃないかと思われるかもしれませんが、医療現場には、いじめや無視、足の引っ張り合いなどの人間関係のトラブルを抱えているケースが多く見られます。その理由は、どれだけ本人が頑張ったとしても、評価の優越が付きにくい職場では、自分の評価を相対的に上げる手段として「自分がのし上がるには他人を蹴落とすしかない」という間違った哲学を持ってしまう人が出てしまいやすいためなのです。

銀行員の出世レースを描いた『半沢直樹』というTVドラマがありましたよね。医療の世界も、あのドラマに近いものがあります。ドラマのなかでは、半沢は常に上を目指そうとして頑張っていただけなのに、まわりの同僚や関係者はやっかみを抱き、彼をなんとか出世レースから蹴落とそうとする場面が多く描かれていましたが、医療現場も同じで、誰よりも頑張っている人がいじめの対象になりやすいのです。

さすがに誰かを陥れるために事故やミスを人のせいにする……といったようなことはめったに

ないものの、頑張っているスタッフの悪口を言って、その人を集団のなかで孤立させ、追い込んでいくという動きはよく見られます。

普通に考えれば、いじめや足の引っ張り合いは恥ずかしい行為だということは、誰にだってわかりそうなものですよね。でも、モラルの低いスタッフの問題ある言動が放置されている現場では、それが日常化して、いつのまにかいじめが間違った行動であるということにすら、気付かなくなってしまうのです。

ルールのヒント③ チャレンジすることを称賛する風土をつくる

ホスピタリティ・マネジメントの最終目標は、スタッフ全員が「より良い病院になるためには、なにをすべきなのか？」を自分自身で考え、行動していく組織の完成です。つまり、言われたことだけを受動的にやるのではなく、自らが能動的に動こうという意識を持つことが大切なのです。

最初に定めたルールは、あくまでひとつの雛形であって、それを守ることだけが仕事ではありません。実際に仕事を行っていくなかで、これは間違っていると感じたルールは廃止しても構わないし、もっと良い組織にしていきたいと思うなら、新しいルールや工夫を現場のスタッフ側がトップに提案することがあってもいいはずです。

組織や会社で働いている人の多くは、人を使う側（経営者側）と、使われる側（従業員）の2つにはっきり分かれている……と捉えがちですが、スタッフたちが「働かされている、使われている」という意識を持っている組織は活性化していきません。

一人ひとりのスタッフが、組織を引っ張っていく主役、経営に参加しているメンバーという意識を持つことが組織の発展にはどうしても必要なのです。

経営の神様と呼ばれた松下幸之助氏（パナソニック創業者）は「衆知を集めた全員経営」という組織理念を持っていました。「使われている側、使っている側という二極的な考え方をやめて、全員が自分も経営に参加しているという意識を持って、知恵を出し合いながら一緒にやっていきましょう」という考えがこれです。

医療機関と一般企業では異なる部分も多いため、「一人ひとりのスタッフが経営者という意識を持ちましょう」と言ってもなかなか難しいとは思いますが、本気で全員が同じビジョンに向かって進んでいこうと考えるなら、医療現場にもこうした意識はあっていいはずです。

では、スタッフが自らの頭で考え行動していく組織になるためには、どんな仕組みをつくっていけばいいのでしょう？

まずは「現状維持ではなく、新しいことにチャレンジすることをよし」とする空気を職場につ

JCOPY 498-04841

くっていくことが肝心です。よかれと思ったことをすぐに口にできるような組織をつくるためには、日頃からスタッフ間のコミュニケーションの質と量を高めていくだけでなく、個々の意見や提案を発表するための機会を用意しておくことも必要です。

方法としては、仕事のなかで改善すべきと感じた点を「提案表」という形で提出してもらうのもいいし、ミーティングの際などに、それぞれが思い付いた意見を発表する機会をつくってあげるのもいいでしょう。

上司やリーダーのなかには、部下からの提案を受けても「それは実現するのは無理そうですね」「ちょっとピント外れな提案じゃないですか」と、すぐ否定しようとする人もいるようですが、それではスタッフのチャレンジの芽は育ってはいきません。

実現できそうもない提案でも、ピント外れの工夫であっても、上司はすべてを受け入れる姿勢を持つべきです。提案の内容以上に、スタッフたちに自分の頭で考える習慣を付けてもらうことがまずは肝心なのです。

ルールのヒント④ 目標を達成したら必ず評価することが大切

自分でなにかを考えるという姿勢を習慣化させていくためには、積極的にチャレンジした人を評価する仕組みもきちんとつくっておくべきです。

人間は、自分のなかには「精一杯やった」という達成感や満足感があっても、誰かにそれを評価されないと、やる気は起きません。先ほど「頑張った人が評価される仕組みをつくることが組織では大切」とお話ししましたが、スタッフに創意工夫や提案を促す場合も同じです。

たとえば、新しい提案や改革案をたくさん出した人を、半期に一度表彰するといったイベントを実施してみるのも良いでしょう。その人の努力をみんなと共有し、形に残しておくだけでも効果は出るはずです。努力だけでなく、成果を出すことができたスタッフには、さらに上位の表彰をするとより効果が高まります。

繰り返しになりますが、医療現場は叱られることばかりで、認められる機会が本当に少な過ぎるのです。人間という生き物は叱られたことは忘れても、誰かに褒められたことはずっと心のどこかに覚えているものです。叱られた記憶ではなく、認められた記憶こそが、壁にぶつかった時にそれを乗り越えるエネルギーにもなるし、日々の仕事へのモチベーションにも繋がっていくのです。

認めることや褒めるという行為は、さまざまな点で組織にプラスに作用します。スタッフ同士が日常的に褒め合う習慣が定着していくと、最初はピリピリしていた職場も、徐々に温かくて和やかな雰囲気へと変わっていきます。

職場の雰囲気が良くなれば、おのずとスタッフの心にも余裕が生まれますよね。気持ちに余裕

JCOPY 498-04841

を持てるようになると、患者さんへのホスピタリティ意識も高まっていくはずです。結局は、患者さんへの接遇を改善しようと考えるなら、細かい接遇マニュアルを徹底させるよりも、職場の雰囲気を良くしていくことを第一に考えたほうが、じつは一番の近道なのかもしれません。

採用にコストをかけることを惜しまない

この章の最後に、採用についての考え方にも触れておきます。

やる気のある組織をつくろうと考えるならば、問題を起こしそうな人や、仕事に対するモチベーションの低い人をなるべくスタッフとして採用しないようにすることも大切です。

医療現場では人手不足の傾向が強いためか、一般企業と比較すると、採用試験や面接には、それほど気を遣っていないところが多いように感じられます。

新卒採用の場合は、しっかり人柄や適性を見て選んでいる病院であっても、中途採用の時は、履歴書の経歴や資格の有無だけで判断して簡単に採用しがちです。何度も面接や試験を行うほどのマンパワーもないし、とにかく人手が足りないから即戦力がほしいなどの事情もあるかもしれません。その事情もわからなくはありませんが、じつは最初の入口である「採用」にじっくり時間をかけたほうが、結果的には組織にとっては効率的です。

やる気のない人を採用して、一から教育し直そうとするとよけいに時間がかかってしまいます。現場とソリが合わなくてすぐに辞められてしまっては、採用経費も無駄になってしまいます。

ちなみに、医療機関で新しい看護師を一人採用する際は約七〇万円、医師を一人採用する際は一千万円以上かかるとも言われています。時間の面でも経費の面でも、いい人材を最初から採用し長く働いてもらうほうが組織にとって効率的なのは明らかでしょう。

では、いい人材を選ぼうと思ったら、どんな点に気を付けて採用面接を行えばいいのでしょう？

まずは、採用面接の際は、採用担当者だけでなく、院長や看護部長、現場のトップらにも参加してもらい、複数の視点による面接スタイルを導入すべきです。一対一で面接を行うと、どうしても面接担当者の好き嫌いが反映されてしまいます。客観的に人物を見るためにはなるべく多くの人の目が必要なのです。

面接の際には、身だしなみや表情、言葉遣いだけでなく、「自分の仕事観をしっかり持っているか？」「その方向性が病院の理念と一致しているか？」「コミュニケーション能力に問題がないか？」なども細かくチェックしていきます。また面接に加えて、適性試験や性格診断テストを実施してみるのもおすすめです。

転職を何度も繰り返していて場慣れした人の場合は、面接合格マニュアルどおりの受け答えが

JCOPY 498-04841

身に付いているため、通り一遍の質問を行うだけではなかなか本当の姿が見えてきません。しかし、適性検査や性格診断テストを実施すれば、高い確率で、その人の行動傾向や性格が明らかになってくるはずです。転職の多い方は、採用に最も注意すべき人なので、それぞれの職場を退職した理由をしっかり聞くことも重要です。退職理由が、毎回、職場に対する不満や人間関係のトラブルによる退職の場合は、採用する際はより慎重にされると良いと思います。

Q&A 業務効率を上げて残業をなくしたい。どう改革する?

Q 私のクリニックでも、業務効率を上げて、残業をしなくて済むように、「働き方改革」を進めたいです。しかし、一般企業の業務効率改善をそのままクリニックに当てはめていいのかと迷う点もあります。クリニックにおける働き方改革のコツはありますか?

A 医療機関においても働き方改革は浸透してきています。これまで無駄に行われてきた業務をなくしたり、最新システムの導入によってスタッフの負担を減らすなどの経営努力は、スタッフだけでなく患者さんにも好影響をもたらすでしょう。

しかし、やみくもに「残業時間短縮」を目標にしてしまうと、スタッフが無理に「速くやる」「端折る」という選択をせざるを得なくなり、患者対応がおろそかになり、ミスや二度手間が発生してしまい、ひいては苦情を招いてしまうので、注意が必要です。実際に、そのような「間違った働き方改革」が、スタッフの接遇意識に悪影響を及ぼし、患者さんの不評招いている事例を見てきました。

本書では、選ばれる医療機関になるためには、患者接遇の品質が重要であることを繰り返し述べてきましたが、医療機関が「働き方改革」を行う際には、接遇の時間を安易に削ることはできるだけ避けることをおすすめします。理想的には、業務効率化によって生まれた余裕を、患者さんに、さらに価値を感じてもらうための工夫に充てられるといいですね。

たとえば、近年値段も下がっている自動精算機を導入すれば、会計のミスやスタッフの負担を減らすことができます。ミスを減らすことは患者さんのメリットにもなり、スタッフにも時間的・精神的ゆとりが生まれます。そのゆとりを利用して、笑顔で明るい患者対応ができるようになると、患者さんからの好感度も上がることでしょう。業務改善はこのような形で進めると効果的です。

実際に、「働き方改革」で業務改善を進めるには、次のステップで行います。

1．一つひとつの業務を整理して、「ムダ」と思われる業務を洗い出す
2．その業務を「やめる」のか、「減らす」のか、「変える」のか、検討する
3．実行する

JCOPY 498-04841

現場のスタッフと患者さんの視点をしっかり取り入れて、双方が幸せになる業務効率化ができるといいですね。

□　日々の業務でやめても良い業務はありませんか？
□　日々の業務で減らせる業務はありませんか？
□　日々の業務でやり方を変えることにより、効率化する業務はありませんか？

◎4章 すぐにできる、マネジメントを円滑にする取り組み

「小さな目標」をクリアしていこう

これまではマネジメントの概要や仕組みづくりについて説明してきましたが、この章では、職場の雰囲気を良くする取り組みを紹介していきます。

職場の雰囲気の改善とマネジメントは一見関係なさそうにも感じますが、組織の雰囲気を良くすることこそが、ホスピタリティ・マネジメントを成功に導く大きな鍵となります。一つひとつは簡単で、達成しやすいものなので、できそうなものからぜひ取り組んでみてください。

組織の結束を高め、前向きなムードに導くには、「小さな目標を設定し、クリアすること」が

JCOPY 498-04841

有効です。

スポーツや勉強でも「大きな目標を達成するためには小さな目標を立てて、ひとつずつクリアしていくことが大切」と言われますが、組織づくりの場合も同じです。

まずは「小さな目標」をひとつ設定する。そしてクリアできたら、新たな小さな目標を立てて再びチャレンジする。そうやって、ひとつずつハードルを越えていくことが、大きなビジョンに到達するための一番の近道なのです。

最初に掲げる目標は、「笑顔で挨拶しましょう」「身だしなみチェックをしましょう」「背筋を伸ばして、歩きましょう」といった単純なもので構いません。ただここで注意すべきなのが、漠然とした目標ではなく、具体的な目標を定めるという点です。

企業やスポーツの世界で目標を設定する際に、よく活用されているのが以下の「SMARTの原則」です。

S＝Specific　具体的であること
M＝Measurable　計測可能であること
A＝Attainable　達成可能であること
R＝Realistic　現実的であること
T＝Timephased　期限付きであること

　この5つを見てもわかるように、目標を定める時の一番のポイントは、少しだけ頑張れば実現可能で、どれだけクリアできたかがはっきりと目に見える目標を設定することです。

　いくら目標を決めたところで、それが日常業務に支障をきたすようなものであっては意味がありません。また自分がどれだけ頑張ったかの成果が数値として見えてこなければ、やる気も起こりません。

　たとえば、「笑顔で挨拶しましょう」という目標を掲げた場合は、それを達成するための具体的な目標を、次のようにスタッフたちに示すといいでしょう。

「一日に10人以上に笑顔で挨拶することを目標に一カ月間、毎日チェックしていきましょう。壁に貼られた表に、達成できた日は◎、できなかった日は×を付けてください」

　このようにクリアすべき目標値と、期限を明確にしてこそ頑張ろうという気持ちが生まれてくるのです。また、クリアできた人を評価する仕組みをつくっておくことも大切です。誰しも評価されれば喜びを感じ、それは「もっと評価されるように頑張ろう」と、さらなるやる気へと繋がっていきます。

　最初は「やらなくてはいけない」と義務的に笑顔をつくっていたとしても、毎日取り組んでいくうちに習慣化し、自然に笑顔が出るようになっていきます。

「どんなことでも3週間（21日間）、実行しているとそれは習慣になる」と、よく言われます

JCOPY 498-04841

が、とりあえずは一カ月「笑顔キャンペーン」を続けてみてください。

習慣になった行為や行動はキャンペーン期間が終わった後も、当たり前のものとしてその人のなかに身に付いていきます。そうやって一カ月ごとに新しい目標を定めていけば、いつのまにかさまざまなことが習慣化され、意識せずともやれるようになっていきます。

取り組み①「ワンランク上の挨拶キャンペーン」

「笑顔で挨拶しましょう」という目標がある程度クリアできたら、続けて「ワンランク上の挨拶キャンペーン」を実施してみるのもおすすめです。

ワンランク上の挨拶とは、単に「おはようございます」「ありがとうございます」と相手に声をかけるだけでなく、プラスアルファの一言を添えることを意味します。

このキャンペーンは、患者さんに対してのホスピタリティ向上に繋がるだけでなく、スタッフ間のコミュニケーションや連携を強化するのにも役立ちます。

たとえば、出勤した後輩が先輩スタッフに「おはようございます」と声をかけただけだと、相手も「あっ、おはよう」と事務的に言葉を返すだけで終わってしまいますよね。

でも、「おはようございます。ずっと雨続きだったけど、今日は久しぶりにすっきり晴れましたね」と一言添えるだけで、「本当、気持ちがいいですね。今日も頑張りましょうね」といった具合に、そこから何気ない会話のキャッチボールが生まれます。

プラスする一言は、天気、その日の出来事、興味を持ったことなど、なんでも構いませんが、一言添える際には疑問型の会話を心がける……というのも会話を弾ませるテクニックのひとつとしておすすめです。

「おはよう。今日は心配なことはある？」とか「おつかれさま。今日は困ったことはなかった？」などと疑問型で話しかければ、おのずと相手もそれに答えることになり、自然に会話は膨らんでいきます。

一見、無駄話や世間話を推奨しているようにも感じるかもしれませんが、こうした相手を気遣う小さな会話の積み重ねが、スタッフ間の親しみや信頼感を育むことにも繋がっていくのです。下を向いたままで目も合わせずに「おはよう」と言われるより、自分のことを気にかけてくれている……と実感できるだけで、後輩はやる気になるし、職場の雰囲気も和やかに変わっていくはずなのです。

とは言っても、忙しい医療現場で働く人のなかには「後輩と世間話する時間があったら、自分の仕事に集中したほうがいい」と考える人も多いはずです。しかし、挨拶や雑談なんてほんの10～20秒もあれば済んでしまいます。それによって組織が円滑に回るようになるのですから、実行

JCOPY 498-04841

して損はありません。

♡信頼関係が生まれると、自分で考え行動するようになる

コミュニケーションの質と量を増やすことは、仕事の効率化にも役立ちます。あまり会話のない職場では、同じことを二人のスタッフが同時にやってしまったり、きちんと話を聞いていれば、やらなくて済むはずのよけいな仕事をやってしまったり……といったミスが起こりがちです。普段から情報の共有ができていればそういう無駄は防げるはずです。

自分の仕事だけに集中し、まわりを見ようとしない職場では、仕事を誰かに引き継ぐ際などは、手順を一からすべて説明する必要が出てきます。しかし、コミュニケーションが活発で情報の共有が進んでいる職場では、他のスタッフの仕事の内容も大まかにわかっているため、引き継ぐ際の理解もスムーズです。

コミュニケーションを密に取っている職場では、スタッフ同士のなかに信頼関係が生まれますが、これも仕事のなかではプラスに働きます。

たとえば、急患が運び込まれてきて、それぞれのスタッフが忙しく対応しなくてはいけない状況になったとしましょう。信頼関係が築かれていない病院の看護師は、「すぐに消毒液とガーゼ

を持ってくるべきだ」と自分ではわかっていても、それを即行動に移すことができません。「言われてもいないことを勝手にやったら、先輩や医師に叱られるかもしれない」と思ってしまうからです。

しかし、普段から信頼関係が築かれている職場の場合は、たとえ新人看護師であっても自分が最善だと思ったことを自ら行動に移すことができます。「自分はみんなに認められている。信頼されている」と感じていれば、自分の頭で考えて行動できるようになるのです。

ちなみに、これはすべての事柄について言えることですが、目標を定めたら上の立場にある人が、率先して取り組むことが肝心です。後輩は先輩たちを真似しながら育っていきます。いくら「ワンランク上の挨拶キャンペーン」を行ったところで、上の立場にある人が全く返事を返さない状態では、部下のテンションは下がってしまいます。見本となる上が変わらなければ、下は変わっていくはずはないのです。

♡取り組み②「いいねカード」で「いいね!」の花を咲かせよう

スタッフ間のコミュニケーションを活性化するための取り組みとして「ワンランク上の挨拶キャンペーン」とともに、おすすめしたいのが、「いいねカード」の導入です。

JCOPY 498-04841

これは、壁に樹木の絵を貼り出して、他のスタッフの行動のなかで「いいなぁ、素敵だなぁ」と感じたことを、各自が自由に花びら型の付箋紙に記入して、枝に貼っていくというもの（図4）。たとえば次のような言葉を書いてペタペタと貼り付けていきます。

「◎◎さんが退院していく患者さんに優しく声をかけているのを見て、素敵だなぁと感じました」

「◎◎さんが、手際良く仕事を処理していく姿を見ているとほれぼれします。私も先輩を見習って早く一人前になりたいです」

人間は誰しも褒められるとうれしいものです。自分が褒められてうれしくなると、今度は、自分も他の人のいいところを見つけて褒めてあげたいと思うようになり、「いいね」の花は日に日に増えていきます。そして、花が満開になるころには、最初は殺伐とした雰囲気だった職場であっても、優しく和やかな雰囲気へと変わっていくことになります。

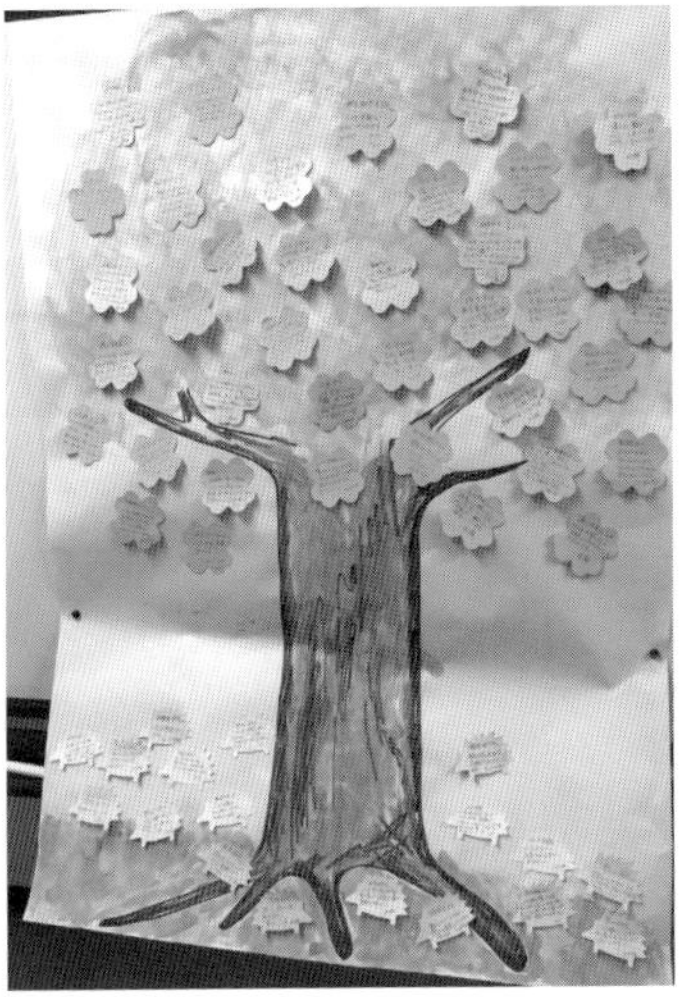

●図4●いいねの花

一見「いいねカード」の導入は「褒めて伸ばす」という教育法を単に実践したもののように感じるかもしれませんが、じつはもっと大きな意味があります。

他人のいいところを見つけるためには、観察力が必要になってきますよね。つまり、いいねを探そうとすると、常にまわりに目を向けるという習慣が身に付いていくのです。

ミスや失敗が許されない医療の現場では、自分の仕事に集中するだけでなく、全体を見渡すための観察眼が必要になります。こうした実践力を育むためにも「いいねカード」は一役買っているのです。

悪い部分ではなく良い部分に注目する視点を持つ

「いいねカード」を導入すると、それぞれのスタッフの悪い部分ではなく、良い部分に注目するようになりますが、これも組織には大切な視点です。

安全を重視する医療現場では、どうしてもスタッフの良い部分はスルーされて、悪い部分にばかり目がいきがちです。医師や先輩スタッフから「なんでこんな簡単なことができないんだ！」と叱咤されることはあっても、「あなたのこういうところが素晴らしい」と褒められることはめったにありません。

ミスが許されない職場ゆえに、叱られることが多いのは仕方ないのかもしれませんが、それが

JCOPY 498-04841

続くと、徐々に職場は冷たく殺伐としたものになっていきます。職場の雰囲気を明るくして、スタッフのモチベーションを上げるためにも、いいところをちゃんと評価してあげる仕組みをつくっておくことは、じつはすごく大切なのです。

スタッフたちはそれぞれに「弱み（短所）」と「強み（長所）」を持っています。仕事のスピードは遅いけれど患者さんに対して気遣いがある人、ぶっきらぼうだけれど仕事をてきぱきとこなせる人、独断的ではあるが、リーダーとしてみんなを引っ張っていく指導力を持った人……。

「いいねカード」には、それぞれの「強み」が記されていくことになります。それを見ることによって、スタッフたちは「私にはこんないいところがあったんだ」と自分の長所に改めて気付くとともに、「自分の長所をさらに伸ばしていこう」と考えるようになっていきます。

人間は基本的に凸凹のある存在です。看護師の仕事の場合は、仕事内容が多岐にわたるため、オールマイティになんでもこなせる平均的な人材が理想とされがちですが、人よりも秀でた凸の部分にこそ、もっと注目してみてください。それぞれの「強み」を伸ばすようにしてあげれば、それは本人の自信ややる気に繋がり、やがては「弱み」が克服されていく可能性もあるのではないでしょうか。

「いいねカード」を書くことは、自分を見つめ直す機会も提供してくれます。他のスタッフの優れた部分を探していると「◎◎さんは、あんなに丁寧に患者さんに接しているのに、自分は果たして同じようにやれているのだろうか？」と、自分の足りない部分に気付くことになるのです。

自分を含めて、誰もが完全な存在ではないとわかれば、おのずと謙虚な気持ちになり、他者に対しても優しく接することができるようになります。

これまでは「こんなやり方じゃダメ」など強い言葉で後輩を叱っていたスタッフも、「ここを改善すればもっと良くなりますよ」などと、相手の気持ちを考えた柔らかい言葉を使うようになっていきます。

「いいねカード」を書くことを通じて、みんなが優しい気持ちになれば、職場全体の雰囲気もどんどん良い方向に変わっていくはずです。和やかで温かい職場は、スタッフにも患者さんたちにとっても、居心地がいいのは言うまでもありませんよね。

♡ 取り組み③　気持ちを伝える「感謝の手紙キャンペーン」

働きやすい職場環境をつくっていくためには、「ありがとう」という感謝の気持ちをお互いに伝え合える仕組みをつくっておくことも大切です。

感謝を育む仕組みのなかでも、ぜひおすすめしたいのが「感謝の手紙キャンペーン」です。ス

JCOPY 498-04841

タッフ全員に年に一度、「ありがとう」という言葉を伝えたいと思っていた相手に手紙を書いて提出してもらうのがこのキャンペーンですが、手紙の相手は同僚や先輩でも、患者さんでも構いません。感謝したいと思っていながらも、ずっと言葉に出せずにいたことを、素直な気持ちで書いてもらうのです。

感謝の言葉を贈られた側にとっては、こんなにうれしいプレゼントはありませんよね。一方、感謝の手紙を書いた側にとっても、さまざまな「気付き」があります。

まず、「私のなかには誰かに感謝したいという気持ちがまだ残っていたんだ」と改めて自分のなかにあるピュアな気持ちに気付き、自己肯定感が生まれます。

さらに手紙を書いていくなかで「そういえばあんなこともあった、こんなこともあった……」と過去の出来事を振り返っていくうちに、「自分はひとりで生きているように思っていたけれど、本当はいろんな人に支えられながら生きていたんだなぁ」という当たり前のことに、ふと気付かされたりもします。

手紙を書くという行為を通じて、すべてのスタッフがそんな優しい気持ちになっていけば、当然組織全体もどんどん優しくて温かい方向に向かっていくはずです。

医療の現場はいつも忙し過ぎて、普段は自分の内面や過去を振り返る機会が持ちにくい職場です。だからこそ組織の仕組みのなかで、こうした内省の機会を積極的につくってあげるべきなのです。

手紙を書いてもらうだけでも十分効果はあるはずですが、トップが素晴らしいと思った作品を数点選んで、年末やクリスマスに「感動大賞」として表彰するのも素敵です。

賞賛のシステムが用意されていると、書く励みになるだけでなく、もっとみんなに感動してもらえるようないい作品を書こうと考えるようになります。それは、「まわりの人の行動のなかで感謝に値するものがないか？」と、絶えず他者のいい部分に注目しようという意識を育むことにも繋がっていきます。さらに、自分も誰かの作文に書かれるようになりたいと思えば、おのずと自分の行動を律する気持ちも生まれてくるはずです。

ルールや組織の仕組みというのは、単なる規則や方針のように見えて、じつは働く人を成長させて、大きく変えていく力を秘めているのです。

Q&A　スタッフが暗い雰囲気で、覇気が感じられない……

Q　私は内科クリニックの院長です。スタッフは多忙ななか頑張ってくれているのですが、常に暗い雰囲気で、ミーティングでも覇気が感じられません。待遇もできるかぎり良くしているつもりです。他にどんなことに気を遣えばスタッフが楽しそうに働いてくれるのでしょうか？

JCOPY 498-04841

A

二〇二〇年から始まったコロナ禍で、医療スタッフの心身の負担は増え、ストレスを抱えている方も少なくありません。そんななかで、常に和気藹々とした明るい職場を維持していくことはなかなか難しいものです。

そんな状況で経営陣ができることはなにか。私はこんな時こそ、「幸福学」に着目して、個人の幸福をベースに組織を運営することが大切だと考えています。

「幸福学」とは、人がどのような状態であれば「幸せ」と感じられるのかを研究する学問です。日本では慶應義塾大学の前野隆司教授が第一人者と言われています。

昨今の日本の経営者のトップは、「幸せ」「幸福」という言葉をよく使うようになっています。たとえば、トヨタ自動車社長の豊田章男氏は、トヨタの使命は「幸せを量産すること」とし、京セラ・第二電電（現・ＫＤＤＩ）創業者の稲盛和夫氏は、全社員の物心両面の幸福を追求することを経営理念に置いています。つまり、従業員とお客様の幸福を追求することが、経営だと考えるようになってきているのです。

これには理由があります。幸福感とパフォーマンスの関係の研究によると、幸福感の高い社員の創造性は３倍、生産性は31％、売上は37％高い［Lyubomirsky, King, Diener 2005］ことが明らかになりました。また幸福度が高い従業員は欠勤率が低く［George, 1989］、離職率が低い［Donovan, 2000］という調査結果も出ているのです（『ハーバード・ビジネス・レビュー』二〇一二年五月号「幸福の戦略」62～63頁より）。

つまり、スタッフの幸福感を高めることが、特にコロナ時代の医療機関のトップが意識すべきポイントだと言えます。

「はじめに」に紹介した前野隆司教授による幸福感をもたらす4因子をベースに私なりに考えてみますと次のようになります。

【個人の在り方】
1．【やってみよう】自己実現と成長の因子（夢・目標、強み、成長、自己肯定感）
2．【なんとかなる】前向きと楽観の因子（前向き、楽観性、自己受容）
3．【ありのままに】独立と自分らしさの因子（独立、自分らしさ）
【関係性の質】
4．【ありがとう】つながりと感謝の因子

人に幸福感を与えるためには、まずは自分が幸福であることが大切です。そこで、まず院長ご自身が、個人の在り方として、「1．自己実現と成長の因子」と「2．前向きと楽観の因子」、そして「3．独立と自分らしさの因子」を意識してみてください。

院長ご自身がクリニック経営において、目標を持っていること、仕事に前向きに取り組んでいること、自然体で診療をしていることが、ご自身を幸福にするとともに、スタッフの幸

JCOPY 498-04841

福感に繋がるのです。

同時に、人間関係を良好なものにするために重要な役割を果たしている「4．つながりと感謝の因子」を、意識的にスタッフに伝えていくことで、スタッフの幸福感を高め、院長自身の幸福感を高めることができます。毎日出勤し、真面目に患者対応をしているスタッフに対して、日々の感謝の気持ちを言葉にして伝えることは、疲弊したスタッフの心を潤してくれるはずです。すると、少しずつ気持ちにもゆとりが生まれ、患者対応も穏やかなものになっていくことだと思います。

経営者も大変だと思いますが、組織マネジメントを担当する役割として、利他の心でスタッフに接することにより、結果として、スタッフもご自身も幸せになれるものだと思います。

□ スタッフの気持ちをおもんぱかっていますか？
□ スタッフに感謝やねぎらいの言葉をかけていますか？
□ 自分自身の心に気を付けていますか？

第3部

一人ひとりから伝わるホスピタリティ

◎1章 ホスピタリティを伝えるマナーを身に付ける

最も重要なホスピタリティの「人的要素」

第3部では、医療機関に勤めるみなさん一人ひとりが実践できるホスピタリティとはなにか、ということをお伝えします。

第1部で、ホスピタリティには、「人的要素」「物的要素」「機能的要素」の3つの要素があるとお話ししました。一人ひとりが実践するホスピタリティとは、このうちの「人的要素」に当たる、最も重要な要素です。

「人的要素」とは、「笑顔、挨拶、一言をプラスした会話、商品知識を身に付けるなど、もてなす側ともてなされる側との、人と人の交流」でしたね。人的要素の本質は、「相手の気持ちを察し、思いやりのある行動を、どのように伝えるのか、そのために、どのように相手に働きかけるか」です。これを実践するには、マナーやテクニックを磨くだけでなく、「自分をよく知り、積極的に行動する」ことが不可欠です。真のホスピタリティとは、一朝一夕では身に付くものではなく、ホスピタリティの心を日々磨くことによって発揮されるものなのです。

ハードルが高いと感じてしまったでしょうか。でも、大丈夫です。確かに、明日からすぐに洗練されたホスピタリティを発揮することは難しいですが、次の心構えを忘れずに日々人と接していれば、いずれ誰でも上手にできるようになるはずです。

- 自分がいつもハッピーでいる
- 相手の立場に立って考える
- 相手と自分の違いを理解する
- 反応的にならない
- 教養を身に付ける
- 長所を伸ばす努力をする
- プラスの言葉を使う
- 肯定的に物事を捉え本質を意識する

JCOPY 498-04841

ホスピタリティを発揮するには、相手と自分が異なることを肯定的に捉え、違いを尊重すること、そして、発生した出来事を肯定的に捉えること。そのうえで、相手に喜んでもらう、安心してもらうために、積極的にかかわる姿勢が必要なのです。

相手の「なぜ」を知ろうとすることは相手を尊重すること

相手と自分が異なることを肯定的に捉えるとは、どういうことでしょうか。

それは、自分と考え方や立場の違う相手の存在を「間違っている」と、否定的に捉えるのではなく、価値判断を外して、シンプルに「違っている」と捉えるのです。

人の違いを肯定的に捉えるためには、人を理解する必要があります。そのためにはまず「自分=最も身近な人」を知ることから始めなければなりません。

人はそれぞれ、思考の癖、怒りのスイッチ、優れているところなど、喜びややる気のスイッチが入るところなどが異なります。それを踏まえて、自分がどんな時に落ち込みやすいのか、怒りを感じるか、やりがいや喜びを感じるかなど、自己分析を深めてみてください。それによって人それぞれ違うことが実感できれば、感情のコントロールがしやすくなるだけでなく、相手のスイッチにも敏感になれるのです。

では、相手を知るにはどうしたら良いでしょうか。

相手を知るには、観察力を高めることが重要です。たとえば、患者さんと接した時、「なぜこの表情で、この服装で、この手荷物なのか」を少し考えてみるだけで、相手への想像力が働きます。「さっきより具合が悪そうな表情になった」「待合室で、厚着をして寒そうにしている」「大きな手荷物を持っていて移動が大変そうだ」など、普段より少し注意を払うだけで、さまざまなことに気が付くようになります。

普段からこのような点を考えながら人と接することで、観察力を高めることができるでしょう。

相手の話を注意深く聞くことも大切です。単に音として、表面上の言葉だけでなく、相手の話に興味を持って、共感する気持ちで聞くことにより、その奥にある本当の気持ちに耳を傾けることができるのです。

相手の「なぜ」「なんのために」を考えて人と接することは、相手を尊重することに繋がります。

人の言動にはすべて理由があります。その理由ははっきりわかる時もあれば、よくわからない場合もあります。だからこそ、気付こうとする力（本質を知ろうとする力）が必要なのです。気付こうとする姿勢そのものが「優しさ」「思いやり」と言えます。

相手の状況や気持ちを理解しようとして得た情報から、相手のためになるように主体的に行動

JCOPY 498-04841

することによって、より良い関係を築くことができるのです。

♡マナーを学ぶことは相手の心を開く第一歩

ここからは、相手との信頼関係のベースを築くための第一歩である、マナーについてお話しします。マナーとは、相手を不快にしない技術や礼儀作法です。ホスピタリティを相手に伝えようと思ったら、まず考えなければならないのは、相手を不快にしないことです。そのために、昔から実践されてきたマナーを身に付けることは、最低限の心得と言えます。

患者さんを接遇する際に、押さえておきたいマナーの基礎は次の5つです。

- 挨拶
- 言葉遣い・話し方
- 態度・振る舞い
- 笑顔とアイコンタクト
- 身だしなみ

世の中の接客業では常識とも言えるこれらの項目ですが、かつての医療機関はこういったことに無頓着でした。医療は患者さんを治すことで対価を得ているのであって、患者に媚びへつらう必要などないと。確かにそのとおりですし、私も医療機関をその他のサービス業と同様に考えるつもりはありません。

しかし私は、人と接する仕事ならば、マナーを身に付けておいて損をすることは絶対にないと思います。マナーを身に付け実践するには、コストも時間もほとんどかかりませんが、その効果は非常に大きいものだからです。

まず、マナーがなってないと言ってむやみに見下されることはなくなりますし、接遇面でのトラブルも減ります。人間は、結局のところ表面的な事象でものごとを判断してしまうもの。表面的なことがきちんとしていれば、その中身——医療機関の場合は医療ですね——も信頼するものなのです。

マナーは信頼を得るための「技術」と言ってもいいかもしれません。みなさんにも、この心強い「技術」をぜひ手にしていただきたいと思います。

♡挨拶は信頼関係を築くために欠かせないもの

「おはようございます」
「こんにちは」

JCOPY 498-04841

「少々お待ちください」
「お待たせしました」
「申し訳ございません」
「ありがとうございます」

挨拶の基本はこのたった6つですが、この一言が人間関係を円滑にし、信頼関係の基礎となるのです。しかし残念なことに、たったこれだけのことが、多くの医療機関でないがしろにされているのが現実です。普段よく使う言葉だからこそ、機械的になったり、表面だけの言葉にならないように、気持ちを込めて発声しましょう。

感じの良い挨拶には、次の4つのポイントがあります。

- 笑顔
- 明るい声
- 相手の目を見て
- 自分から

さらに、挨拶をする際には、
「◎◎さん、こんにちは」
「◎◎さん、いかがなさいましたか」

「◎◎さん、お待たせいたしました」

などと相手の名前を呼ぶことで、個人として大切されている感じが相手によく伝わります。これは、飛行機のファーストクラスや高級ホテルなどをはじめ、サービス業でよく行われているテクニックです。受付や看護師、検査技師はもちろんですが、ドクターも診察の際に、患者さんを名前で呼んで差し上げるといいと思います。初診の方なら、

「◎◎さんこんにちは。私は整形外科の××と申します。よろしくお願いします」

というふうに、患者さんの名前を呼ぶとともに、ご自分の名前も名乗るといいでしょう。怒っている患者さんに対しても、「◎◎さん、この度はご迷惑をおかけしております。まずは私、事務の□□がお話を伺いたいと思いますが、いかがでしょうか」と、相手の名前を呼び、自分も名乗ることで誠意が伝わり、患者さんの気持ちもかなり和らぐものです。

挨拶の際に名前を呼ぶテクニックをさらに発展させたのが、「挨拶にワンフレーズを添えるテクニック」です。患者さんの状態を見て、気付いたことを付け加えるのです。

たとえば、

「おはようございます。◎◎さん、今日はいかがなさいましたか？」

「こんにちは。◎◎さん、今日はお顔の色がいいですね」

「これだけ熱があるとおつらいですね。恐れ入りますが、もう少々お待ちください」

JCOPY 498-04841

「なにかご質問や不安な点はありますか？」

など。単なる風邪でも、患者さんにしてみればとてもつらいもの。そんな時、このような一言があるだけで、「気にかけてもらえている」という安心感が生まれます。医療は知識と技術が重要ですがやはり人相手のお仕事。コミュニケーションや言葉の力というのも、治療に大きくかかわるのです。

敬語を使いこなすメリット

次は、「言葉遣い・話し方」についてお話しします。

まずは敬語について。医療従事者は、さまざまな年齢・属性の人々と接する職業なので、どんな人にも失礼のない敬語の使い方を学んでおくとプラスになります。

敬語は、相手を尊重していることを表現するのに便利な言葉です。会話中に相手に不快な思いをさせないことはもちろん、突き詰めれば、相手を立てることで物事をスムーズに運ぶためのスキルです。そんな意識で敬語のボキャブラリーを増やし、使いこなしていけば、より効率良く業務を進められるのではないかと私は思います。

過剰に丁寧な言葉を使う必要はありませんが、患者さんと距離を縮めようとするあまり、くだけた言葉遣いをするのはやめましょう。ざっくばらんな接し方を喜んでくれる方もいらっしゃるかもしれませんが、なれなれしいと思う方も当然いらっしゃるはずです。患者さんとの距離を縮めようと思ったら、言葉を崩すのではなく、笑顔や会話の内容などで親しみを表現すればいいのです。

ここで、接遇において気を付けたい敬語をいくつか紹介します。

まずは、「コンビニ敬語」「ファミレス敬語」などと呼ばれる、耳慣れているけれど間違った言葉遣いです。たとえば「診察料は一二〇〇円になります」は「診察料は一二〇〇円でございます」が正解。また、「五〇〇〇円からお預かりします」は「五〇〇〇円、お預かりします」が正解です。つい使ってしまうことも多いかもしれませんが、これをやめるだけで、「この病院の職員は教育がなってない」などと見下されることはありません。

二重敬語にも注意しましょう。「お越しになられました」は「お越しになりました」または「いらっしゃいました」が正しい表現です。

「食べれる」「見れる」などの「ら抜き言葉」や、「読んでる」「やってる」などの「い抜き言葉」もくだけた印象なので、これをやめるだけできちんとした印象になります。

その他、覚えておくと便利な敬語は表1にまとめましたので、参考にしてみてください。

正しく丁寧な言葉を使いこなせば、「きちんとした病院だな」と、患者さんの信用もアップするはずです。患者さんと良い信頼関係を築くために、「敬語」というスキルをフル活用してみてはいかがでしょうか。

JCOPY 498-04841

●表1●覚えておきたい尊敬語・謙譲語・丁寧語

基本語	尊敬語	謙譲語
言う	おっしゃる	申し上げる、申す
聞く	お聞きになる	伺う、拝聴する、お聞きする
見る	ご覧になる	拝見する
食べる	召し上がる、お食べになる	頂く、頂戴する
する	される、なさる	いたす
行く	いらっしゃる、おいでになる	伺う、参る、参上する
来る	いらっしゃる、おいでになる、お見えになる	参る
知る	お知りになる、ご存知	存じる、存じ上げる
もらう	お受け取りになる	頂く、頂戴する
いる	いらっしゃる、おいでになる	おる
帰る	お帰りになる	失礼する
会う	お会いになる	お会いする、お目にかかる

基本語	丁寧語
私たち	私（わたくし）ども
おれ、ぼく	私（わたくし）
あの人	あちらの方
これ、ここ	こちら
だれ	どなた
どこ	どちら
ある	あります、ございます
男の人・女の人	男性の方、女性の方
ちょっと	少々
さっき	先程
きょう	ほんじつ
きのう	さくじつ
おととい	いっさくじつ
あした	みょうにち
あさって	みょうごにち

♡気持ちを和らげる話し方のコツ

接遇において、敬語同様に大切なのが、声のトーンや調子といった話し方です。というのも、せっかく丁寧な言葉遣いをしても、話し方が事務的だと、高圧的で冷たい印象になってしまうからです。

実際に、そういう事例がいくつもありました。きちんとしてはいるのですが、どこか機械的で、淡々とさばかれているような気持ちになってしまうのです。これは非常に残念なことです。対応や言葉が丁寧なのに印象が悪くなってしまう原因は2つ。笑顔がないこと、そして声のトーンや話し方に柔らかさがないことです。柔らかな印象を与える話し方のポイントは、「大声を出さない」「少し高めのトーン（調子）で」「ゆっくりと、アイコンタクトを取りながら」の3点です。順番に説明しましょう。

●大声を出さない

患者さんを呼んでも、なかなか現れない場合があります。けれど、そんな時に大声で何度も呼ぶのは好ましくありません。調子の悪い患者さんの頭に響きますし、苛立ちや緊張感をまわりに伝えてしまいます。そんな時は、患者さんのほうに近づいて呼びかけるほうが好印象です。

JCOPY 498-04841

●少し高めのトーン（調子）で
声のトーンを普段より少し高めにするだけで、印象が良くなります。「そこに書いてある名前を機械的に読み上げる」のではなく「患者さんを探している」という意識を持つだけでも雰囲気が変わります。

●ゆっくりと、アイコンタクトを取りながら
患者さんに説明を行う時、早口で淡々と説明している職員をよく見かけます。しかし、早口は印象が悪くなるだけでなく、患者さんに内容が伝わりづらくなります。すると、もう一度説明し直さなくてはならず、結果的に時間のロスになる場合もあります。要所要所でアイコンタクトを取り、患者さんが理解しているかどうかを確認しながら説明しましょう。

敬語だけでなく、話し方にも気を配れるようになれば、接遇力もワンランクアップするでしょう。

あなたは大丈夫？　意外と見られている立ち居振る舞い

当人は無意識でも、患者さんが意外と見ているのが「態度・振る舞い」です。患者さんは、治

療を受けている時以外は基本、待っているだけ。職員の態度・振る舞いに注目する場面がたくさんあるというわけです。

ここでは日常的な立ち居振る舞いのうち、「立ち方・歩き方」「座り方」「お辞儀」「案内」のマナーを解説します。

立ち居振る舞いのマナーに過剰になる必要はありませんが、患者さんは細かい動作もよく見ていますから、正しい所作を覚えておいて損はありません。

●立ち方・歩き方

立っている姿が、「休めの姿勢」になっていたり、足が開いていたり、フラフラしていたりするとだらしなく見えてしまいます。立ち方は、天井から垂れている糸に頭を引っ張られている感じを意識して、自分が一本のラインになるように背筋を伸ばします。その状態で足を揃え、軽くアゴを引くと美しく見えます。基本の姿勢をマスターしたら、そのままキビキビと歩いてください。歩く時に「ペタペタ」「パタパタ」という音がしないほうが良いので、かかとのホールド感がしっかりしているナースシューズや清潔感のあるスニーカーなどを選ぶといいでしょう。

●座り方

受付の職員は、患者さんから座っている姿をよく見られていますので、椅子に座る際の姿勢に

JCOPY 498-04841

も注意しましょう。注意点は、「背もたれに背をつけない」「ほおづえをつかない」「足を広げない・組まない」の3点です。

●お辞儀

患者さんに接する際には、さまざまなシーンでお辞儀を活用するといいでしょう。お辞儀と言っても、深々と頭を下げる必要はありません。お辞儀には、会釈（15度）、敬礼（30度）、最敬礼（45度）の3種類がありますが、患者さんに接する場合は「会釈」で十分です。「お待たせいたしました」と言った後に軽く会釈をするだけで、とても感じが良くなります。

お辞儀をする際のポイントは、首だけを下げないこと、そして背中を丸めないことです。腰と腹筋を使って、上半身をまっすぐにしながら少しだけ前に倒すイメージです。

●案内

患者さんを検査室などにご案内する際は、次の手順とポイントを押さえましょう。

1．まず「レントゲン室にご案内します」などと、行き先を患者さんに伝えます

2．場所や方向を示す際には、指ではなく手のひらで指す

3．ときどき振り返り、相手の様子に気を配る

シーン別の対応は次のとおりです。

- 廊下では患者さんの2、3歩斜め前を歩く。また患者さんは扉の開閉のないほうを歩いていただく
- 階段を上る時は患者さんの後ろを、降りる時は患者さんの前を歩く
- ドアの開閉がある場合、外開きのドアの時は、手前に開いて患者さんを先に外へ出す。内開きドアの時は「お先に失礼いたします」と断って自分が先に入り、患者さんを招き入れる
- エレベーターを使う場合は、患者さんがひとりの時は乗り降りとも、患者さんを先にする。患者さんが2人以上の時は「失礼します」と声をかけて自分が先に乗り、「開」ボタンを押して、「どうぞ」と促す。降りる時には「こちらでございます」と言って患者さんを先に下ろす

患者さんを疑心暗鬼にさせる職員の振る舞いとは？

マナー以外で、患者さんが意外と注目している職員の振る舞いはなんだと思いますか？　それは「職員同士の会話」です。

患者さんは、ドクターをはじめ、病院の職員の話をよく聞いています。職員を観察する時間がたっぷりあるので、職員同士の言葉遣いや話の内容が気になってしまうものなのです。

そこで、職員同士の言葉遣いや態度が良くないと、「この病院は大丈夫だろうか」と疑心暗鬼

JCOPY 498-04841

になってしまいます。どんなに接遇が丁寧でも、それが本来の姿に思えてしまうのです。外側は取り繕っているだけなのだと。

ひそひそ話や確認などの業務上の会話でも、内容によっては、「なにか問題でもあったのだろうか」「自分のことを言われているのではないか」などと患者さんの不安を呼び起こします。

「マザーリーフ」の覆面調査員が実際に遭遇した例は、医師が「これでいいのかな〜」「あ、やっちゃった」などとつぶやきながら診察をするというもの。覆面調査員は大変不安な気持ちになったそうです。また、中待合で順番待ちをしている時に、診察室の会話が丸聞こえになってしまうような病院もありました。医師と看護師の会話はもちろん、診察の内容までもです。

このように、患者さんにとって聞かなくてもいいことまで聞こえてしまう環境というのは、疑心暗鬼を生みます。

患者さんのプライバシーにかかわる内容ならば当然のこと、コソコソと話さなくてはならないような内容の会話ならば、患者さんの見えないところで。聞かれても問題ない話であればハキハキと話すのが良いでしょう。バックヤードの会話が患者さんに聞こえるような構造になっていないかも、改めて気にかけてみてください。

♡ マスクの上からでもわかる、笑顔とアイコンタクトの力

新型コロナウイルスのパンデミック以降、「スタッフの感じが悪い・怖い」というクレームが増えたと感じます。私はこの原因を、マスクを付けているために、表情がわかりづらいせいだと考えています。せっかく接遇に力を入れても、ここでマイナス評価を得てしまってはもったいないです。印象をアップするためにも、マスクの上からでもわかる「笑顔」と「アイコンタクト」を実践してみてください。

笑顔とアイコンタクトと言うと、とてもささいなことに感じます。言葉遣いや態度が丁寧なものであれば、笑顔なんて二の次で良いのでは？　と思う人もいるでしょう。しかし、人と人とのコミュニケーションにおいて、その影響力は絶大です。

アメリカの心理学者のアルバート・メラビアン博士によると、コミュニケーションには、「言語」「準言語（声のトーン）」「非言語（ボディランゲージや表情）」の3つのメッセージ要素があり、人は、この3つの要素から矛盾するメッセージを受け取った時、言葉の内容そのものよりも、「声のトーン」「ボディランゲージや表情」、つまり言葉以外の要素からより多くの情報を受け取ると言います。

たとえば、「ありがとうございました」とムスッとした表情で言われると、好意的な言葉にも

JCOPY 498-04841

かかわらず、否定的なニュアンスを受け取ってしまいます。また、「ダメだなぁ」と笑顔で言われた場合は、否定的な言葉のはずなのに、親愛の感情を受け取ります。

メラビアン博士は、好意が伝わる割合を、「好意の合計＝言語による好意7％＋声による好意38％＋表情による好意55％」としています。

それほどまでに、人の表情には力があるのです。

ところが残念なことに、笑顔とアイコンタクトができている医療機関の職員は、多いとは言えない状態です。

たとえば医療機関の受付で多いのが、ただ事務的に作業をこなしているケースです。

ある病院の初診の受付では、すべてのスタッフがパソコン画面をずっと見続けていて、覆面調査員が保険証を差し出すと、保険証は見るけれど患者の顔は見ません。当然、挨拶もありません。まるで受付ロボットのように、なんの表情も温かな声がけもなく、事務的な処理を淡々と進めていました。

ただでさえ患者さんは、不調と不安を抱えて医療機関を訪れるのに、これではよけい調子が悪くなりそうです。さらに、医師でさえ患者さんに目もくれずに、カルテやパソコンだけを見つめて紋切り型の問診をするだけというケースも多く見かけます。

こんな冷たくて偉そうな対応が当たり前では、「病院が嫌い」と言われても仕方ないですよね。だって、病院側が患者さんを労わっていないように見えるのですから。

そこで、マスクをしていて実際は見えなくても、あえて笑顔をつくって、相手の目を見て、きちんとアイコンタクトを取ってみてください。最初はつくり笑いでも引きつっていてもいいのです。できれば、患者さんはもちろん、同僚と接する時にも実践してみてください。同じ対応でもそこに笑顔があるだけで、人間の不安や緊張はどれほど和らぐことでしょう。

常にニコニコしている必要はありません。「人と人が触れ合う時」を意識して笑顔になればいいのです。たとえば挨拶をする時、診察券を受け取る時、カルテを受け取る時……そのほうが笑顔もつくりやすく、自然な印象になります。

最後に、笑顔のポイントを４つ。

● 口の形を「イ」の形にする
● 口角を上げる
● 前歯を少し見せる
● 口を隠して目が笑っているかチェックする

これを意識して、鏡を見たり動画を撮ったりして練習すると効果的です。マスクをしていても

JCOPY 498-04841

笑顔が伝わるように、目元も意識して練習しましょう。

笑顔には「免疫力を高める」「ひらめきを与える」「痛みを和らげる」といった効能も確認されており、「副作用のない薬」とも言われています。ぜひみなさんも、その効果を実感してみてください。患者さんは先に笑ってはくれません。スタッフが先に微笑むことにより、患者さんを笑顔にし、元気にすることができるのです。

♡ 医療従事者も第一印象が大切

第3部1章の最後に、「身だしなみ」を学びましょう。

人は、第一印象で相手を判断し、その印象は長期間にわたって持続します。そして、一度受けた印象を覆すのは非常に困難です。この現象は、心理学では「初頭効果」と呼ばれています。ドラマや映画では、第一印象が最悪だった2人が徐々にお互いの良さを知り、惹かれ合っていくというのが王道の展開ですが、ビジネスの場においては、初回の印象が悪ければ「次」はないかもしれません。「次」がなければ、あなたの良さをわかってもらえるチャンスは永遠にこないのです。

医療現場においても同じこと。初回で悪い印象を受けた患者さんは二度と来院されないかもしれませんし、悪い印象を受けた病院にご親族を入院させたご家族は、ずっと罪悪感や良心の呵責を感じながら日々を過ごさなければなりません。

『真実の瞬間―ＳＡＳのサービス戦略はなぜ成功したか』（堤　猶二／訳、ダイヤモンド社・一九九〇年）という、ホスピタリティの名著の著者ヤン・カールソン氏は、航空券販売係や客室乗務員といった従業員の最初15秒間の接客態度が、その航空会社全体の印象を決めてしまう、と考えました。つまり、あなたの第一印象が、病院全体のイメージを決めてしまうというわけです。これは非常に恐ろしいことです。

「マザーリーフ」が覆面調査を行ったある医療機関で、受付にファンデーションを厚塗りにして真っ赤な口紅を引いた、60歳前後とおぼしき職員に遭遇したことがあります。その表情は固く、挨拶も笑顔もありません。彼女の医療機関らしからぬ風貌と雰囲気に、覆面調査員はおもわずたじろいでしまったと言います。あなたが患者さんなら、どんな印象を受けるでしょうか。

♡理不尽なほどに第一印象を左右する「見た目」の力

第一印象を良くするためには、とにかく「見た目」を良くすることです。

人の見た目が相手に及ぼす影響についてはさまざまな研究がされていますが、アメリカの心理学者のレオナード・ビックマン博士はこんな実験を行っています。

電話ボックスに10セント硬貨をわざと置き忘れ、後から利用した人に、硬貨がなかったかと尋

JCOPY 498-04841

ねます。みすぼらしい服装の人が硬貨の置き忘れを尋ねた時は、被験者の38％しか硬貨を返してくれなかったのに対して、高級なスーツに身を包んだ人が同じことを尋ねた際は、77％の被験者が硬貨を返却したそうです。

この実験は、身だしなみが信用をつくるという良い例です。

私は研修で、「まず信用や信頼関係を築くことで、その後の業務がスムーズに進みます」とよくお話していますが、相手から信用を得たいと思ったら、身だしなみを整えることが最善というわけです。これがマナーの威力なのです。たったそれだけで、あなたの職場の株が上がると思えば、やって損はありませんね。

身だしなみとはそもそも、その場の空気を壊さないとか、相手に恥をかかせないための気遣いであって、自分のためではなく、相手のためのものです。一方で「おしゃれ」は自分が楽しむためにするもの。この違いをぜひ覚えておいてください。

♡身だしなみのポイントは、「清潔」「調和」「機能的」

身だしなみはTPO《時（time）、所（place）、場合（occasion）》に合ったものをとよく言われますが、医療従事者が心がけるべき身だしなみのポイントは、「清潔」「調和」「機能的」の3点です。順番に説明していきましょう。

●清潔

医療従事者の身に付けるものは当然「清潔」であることが第一ですが、同時に見た目にも不潔さ、だらしなさを感じさせないことも大切です。当たり前のことと思うかもしれませんが、私どもの覆面調査では、意外とできていないケースを見かけます。まず多いのが、伸びきって手入れをしていない印象の髪やヒゲ。爪が伸びているのも不潔な印象です。衣服や靴のシミ・シワ・汚れなどにも注意しましょう。常に「身ぎれい」を心がけてください。

●調和

あなたの身なりが、医療機関という場にふさわしいかどうか。TPOのP＝placeに合っているかどうかということです。

たとえば、派手なメイクやネイルアート、ピアスなどのアクセサリーは、患者さんを治療する場である医療機関にはふさわしくありません。また、たまに高価そうな時計をしている医師を見かけますが、これもいかがなものでしょう。なんだか、不要な治療を受けさせられそうで怖いです。

おしゃれをしたいという気持ちもわかりますが、そこで自分を抑えられるのがプロフェッショナル。現場との調和を忘れずに。

JCOPY 498-04841

●機能的

業務を行うのに差し支えないかということです。

たとえば、前髪が目にかかっている看護師や事務職員をしばしば見かけますが、書類を記入する際にいちいちかき上げたりするのは機能的ではありません。スカート丈が短過ぎる・長過ぎるなど、制服のサイズが合っていないのも良くありません。物を拾ったり高いところの物を取ったりする際に動きにくく、だらしなく見えてしまいます。ポケットに物を入れ過ぎていないかも注意しましょう。物を入れ過ぎると、探したり、落としたりした際に結局手間が増えてしまいます。普段の業務を行ううえで気付いた部分があれば、ぜひ改善してください。

さらに具体的なポイントは、表2の「身だしなみチェックリスト」にまとめてありますので、職場のみなさんで活用してください。

●表2●医療スタッフ　身だしなみチェックリスト

☆身だしなみのポイント　✣清潔感・機能的・調和✣

〈いつもしている＝2　ときどきしている＝1　忘れることが多い＝0〉

	チェック項目	点数
頭髪	1. 前髪が目にかからないようにする	(　　)
	2. 清潔感を保っている　(臭い・フケ　など)	(　　)
	3. 自然色以外の極端なカラーリング・脱色はしていない	(　　)
	4. お辞儀により都度、髪をかき上げることのないようにする	(　　)
	5. ヘアアクセサリが目立ちすぎずシンプルである	(　　)
	6. 整髪料を付けすぎていない	(　　)
	7. だらしなく見えるような寝ぐせがついていない	(　　)
顔	8. 清潔で健康的な感じを心がける	(　　)
	9. 口元に清潔感がある (口紅の色は濃すぎない、歯磨き、口臭対策、無精ひげ)	(　　)
	10. まゆ毛は細すぎない	(　　)
	11. アイメイクは自然である (×つけまつ毛やパールの強すぎるアイシャドウ)	(　　)
	12. 鼻毛が見えていない	(　　)
手	13. 爪は手入れがされていて、汚れがたまっていたり、伸びていない	(　　)
	14. 指輪等は外している	(　　)
	15. 手はこまめに洗い、清潔にしている	(　　)
服装	16. 清潔感を意識し、動きやすい服装である	(　　)
	17. 汚れ、しわ、ほつれなどないようにする	(　　)
	18. 襟元、袖口が汚れていない	(　　)
	19. ポケットにペンなどが詰まり過ぎていない	(　　)
	20. タバコなどのにおいがしない	(　　)
靴 靴下	21. きちんと磨かれ手入れした靴または汚れのない清潔な靴である	(　　)
	22. 形くずれや底のすり減ったものを履いていない	(　　)
	23. 靴下が臭わない	(　　)
	24. 靴下、タイツ、ストッキングなどに穴や破れがない	(　　)
	合　　　計	

満点＝50点

具体的改善目標

JCOPY 498-04841

Q&A マスクを着用しながら印象を良くしたい

Q コロナ禍を経て、医療機関では受付でもマスク装着が当たり前になりました。しかしながら、やはりマスクをしているとどうしても印象が悪くなってしまうのではと心配です。マスクをしながら印象を良くするコツはありますか？

A ご心配されているとおり、マスクをしていると口元の表情が伝わらないため、多くの場合、冷たく怖い印象を与えてしまう傾向があります。そこで、マスクをしている時こそ、アイコンタクトに注意することが求められます。

アイコンタクトは、目線と視線がポイントです。

目線とは目の高さのこと。私たちは、自分と相手の関係に応じて、適切な目線を維持しようとするもので、目線で相手に対する敬意を表すことができます。相手に対して、尊重する気持ちを表す際は、相手よりもやや低い目線で接すると効果的です。

上から見下ろすと「偉そう、怖い」という印象を与えてしまいますが、逆に目線を低くし過ぎて、相手の顔を覗き込むように見るのも不快な印象になります。目線は自分が思っているより、相手にとってはインパクトが大きいことを理解しましょう。

次に視線、つまり相手の目を見るかどうかはどうすればいいでしょうか。

ラテン系やアラブ系の文化圏では、互いに視線を合わせながら会話をするのに対して、日本文化圏では視線を逸らして会話するのが特徴だそうです［井上忠司，1982］。

しかし、患者さんと一度も視線を合わせないのも不自然です。ではどうすればいいかというと、たとえば患者さんに挨拶をする時は、笑顔で相手の目を見て、「おはようございます」「こんにちは」と言ってから、軽くお辞儀をします。そして顔を上げた後、もう一度患者さんの目を見てほほえむと好印象です。

書類や診察券を受け渡しする際には、患者さんの目を見て「どうぞ○○です」と伝えた後、書類や診察券を見て手渡しします。お渡ししたら、再度、患者さんの目を見てほほえむと自然で優しい雰囲気が伝わります。このように、物の受け渡しをする際は、「人→物→人」の順で視線を配るのがコツです。

□　患者さんに接する際に目線について、確認していますか？
□　視線を人→物→人の順番で配っていますか？
□　動作と姿勢について、患者さんに見られている意識を持っていますか？

JCOPY 498-04841

コラム

待合室を「待たされる」空間から「リラックスできる」空間へ

第3部ではホスピタリティの人的な実践について主にお話をしていますが、人的要素ばかりでなく、ここでは物的要素（ハード）面での配慮の工夫をご紹介します……

「待合室のあの雰囲気で、気がめいってしまう」などという声がよく聞かれます。

これまで病院の待合室と言えば、無機質な空間のなか、調子の悪そうな人たちに混じって、固い長椅子に座って自分の名前が呼ばれるのをひたすら待つ……という陰気なイメージでした。しかし、外来の患者さんにとって、待合室は病院での大半の時間を過ごす場所。選ばれる病院になるためには、こんな待合室のイメージを変えなくてはならないと思います。

患者さんのためには待ち時間を減らすことが理想的ですが、人間相手の業務ですからそう簡単にはいかないもの。ならば、少しでも患者さんに待合室で不快な思いをさせず、リラックスして過ごしていただく工夫をする必要があります。

たとえば欧米には、病院を色彩豊かなアートで飾ることによって患者さんの気持ちを和らげる「ホスピタルアート」という考え方があり、日本でも徐々に採り入れられ始めています。

コーヒーショップと提携して、院内でおいしいコーヒーが楽しめる病院なども増えてきました。このように、今、病院は、「診察をする」「順番を待つ」といった単なる機能としての空間だけでなく、利用者の心に寄り添った空間に変化しつつあるのです。次に安心で快適な待合室をつくるアイディアを提案しますので、参考にしていただければ幸いです。

●院内感染の予防

新型コロナウイルスの流行によって、すべての病院がこの課題に改めて直面させられたと思いますが、患者さんへのホスピタリティの面からも院内感染の予防について考えておきましょう。

感染症の流行時には、発熱、咳などの症状がある患者さんは、他の患者さんと接触する機会を少なくする工夫が必要です。理想は、入口や待合室を一般の外来患者とは別にすることです。施設の構造上の制約がある場合は、予約時に受診時間帯を振り分けるなどすると良いでしょう。また、ホームページや予約の電話などで、こうした配慮を患者さんにアナウンスしておくと、患者さんの安心感も高まります。患者さんに、声がけや、貼り紙やポスターなどで、手洗い・消毒を促すことも大切です。

JCOPY 498-04841

●バリアフリー

お年寄りや車椅子の方、松葉杖の方などへの配慮は怠りなく。段差があったり、椅子と椅子の間が狭くて通れなかったり、通路に物を置いていたり、障害物があったりしませんか。トイレは誰でも不自由なく使用できますか。ハンディキャップがある方々の目線で今一度チェックしてみましょう。

●清潔であること・清潔感

待合室は清潔であること、そして見た目にも清潔さを感じることが大切です。掃除がいき届いているか、医療機器が患者さんの目に付くところに置かれていないか、家具はくたびれていないかを確認してください。通路に機材を置いていたりすると、見た目にも清潔感を損なうだけでなく、ホコリも溜まりやすくなります。また、特に、トイレの清掃は、感染症予防の観点からも徹底します。掃除の手順はマニュアル化し、誰が行っても同じクオリティになるようにすると良いでしょう。専門家の指導を受け、清掃の質を高めている病院もあります。

●キッズスペース・授乳室

妊婦や子どもが多く来院する医療機関であれば、キッズスペース、授乳スペースを設けると、他の患者さんの迷惑にもならず、親御さんも安心して来院いただけます。スペース的に難しい場合は、絵本を置く、アニメを流すなどして子どもがおとなしく待ってくれるような仕かけをつくるのもいいでしょう。子どもが騒がないように配慮しているという事実が、他の患者さんの心の平和に繋がるのです。

●**明るさ・照明**

待合室の明るさが不足していると陰気なイメージになるので、より照度の高いものに変えるか、照明を増やすなりしてみてください。最近では、受付や待合室に柔らかな雰囲気を出すために、暖かみのある電球色の照明を使ったり、間接照明を採り入れる医療機関も増えています。

●**空調**

人が快適に過ごせる湿度と温度の目安は、冬は室温18～20度・湿度40～50%、夏は室温25～27度、湿度50～60%程度。インフルエンザ予防のためにも、室温・湿度管理は有効です。患者さんは職員と違って動き回らずに静かに座っているので、寒くなり過ぎないように注意しましょう。

JCOPY 498-04841

●におい

病院には薬剤や消毒剤、患者さんの体臭や排泄物などが混じった独特のにおいがあります。清掃を徹底すればある程度は防げるものですが、気になる場合は脱臭剤などで対策を。最近では待合室にアロマを導入している病院も増えてきました。ただし、アロマは人体にさまざまな作用をもたらすため、採り入れる際は専門家の指導が必要です。

●新聞・雑誌・書籍

待合室にあると喜ばれるのが、新聞・雑誌・書籍です。医療の知識を啓蒙するものなど、患者さんの役に立つもの、患者さんの層に合わせたものを選んで置きましょう。職員の趣味に偏り過ぎないように注意してください

●映像

待合室にテレビを置いている医療機関は多いと思いますが、最近では待合室のテレビを利用して、今まで掲示板に貼っていたお知らせや、医師の紹介、検査や疾病に関する情報を配信するサービスも登場しています。

●**音楽**

待合室では、無音よりも、耳を澄ますとかすかに聞こえるぐらいの音楽を流していると心が和みます。ジャンルは、オルゴールや自然の音など、好き嫌いのないヒーリング系ミュージックを。業務用のＢＧＭも発売されています。

●**ポスター**

待合室は宣伝空間ではないので、貼り過ぎは良くありません。さまざまな業者や省庁からポスターを貼るようお願いされることも多いと思いますが、古いものは適宜剥がし、曲がっているものは貼り直しましょう。

JCOPY 498-04841

◎２章　ホスピタリティが伝わるコミュニケーションとは

ストロークとはなにか？　相手と良い関係を築くために

この章では、より良い関係を築くためのコミュニケーションの方法をお伝えします。これは、患者さんはもちろん、職員同士の関係においても役に立つので、参考にしていただければ幸いです。

コミュニケーションとは、「情報・考え方を相手と自分で交換したり、共有し合うこと」を意味しています。コミュニケーションはキャッチボールによく例えられます。どのようにボール（情報）を投げる（伝える）のか、どのようにそれを受け取る（聞く）のかで、その成功・失敗が決まります。つまり、円滑なコミュニケーションが成立するためには、伝える側・受け取る側、双方のスキル――自分の考えや必要な情報をわかりやすく正確に伝えるスキルと、相手の考えや必要な情報を正しく聞き取るスキル――が必要なのです。

対面コミュニケーションには、「言葉によるやりとり」「声のトーン、滑舌」「表情、態度、ボディランゲージ」の3要素があります。ここでは、この要素を向上させるスキルを中心に紹介していきます。これらを活用して、円滑にメッセージのやりとりができるようになりましょう。

まず、この章を読んでいただくうえで大切な、「ストローク」についてお話したいと思います。人間同士が良い関係を築くためのコツや秘訣……そんな究極的なものなんてあるのかと思いますか。じつはあります。それが「ストローク」を上手に活用することです。

ストロークとは、直訳すれば「打つこと」や「なでること」などの意味ですが、心理学の世界では、「人の存在を認める行為」と定義されています。たとえば、挨拶をする、頭をなでるなどの行為です。また、ストロークは受け取る側にとって肯定的なものか否定的なものかどうかによって肯定的/否定的ストロークに分けられ、身体の接触を伴うかどうかによって心理的/肉体的ストロークに分けられます。

これを組み合わせると、ストロークは4種類に分類することができます。

JCOPY 498-04841

1. 肯定的な心理的ストローク
身体の接触を伴わない、言葉、表情、行動などによる肯定的なストローク
例　挨拶をする　ほほえむ　励ます　うなずく　名前を呼ぶ　傾聴する　など
2. 肯定的な肉体的ストローク
身体の接触を伴う肯定的なストローク
例　なでる　握手する　ハグをする　など
3. 否定的な心理的ストローク
身体の接触を伴わない、言葉、表情、行動などによる否定的なストローク
例　悪口を言う　嘲笑する　非難する　など
4. 否定的な肉体的ストローク
身体の接触を伴う否定的なストローク
例　たたく　つねる　など

なお、ストロークは、あくまでも「人の存在を認める行為」であるため、「無視する」といった「人の存在を無視、あるいは否定」する行為は含みません。

♡肯定的なストロークをどんどん使いましょう

さて、相手と良い関係を築きたければ、4種類のストロークのうち「1．肯定的な心理的ストローク」を相手にたくさん使えばいいのです。すると、自分にも肯定的ストロークが返ってきやすくなります。この理論は、患者さんはもちろん、同僚にも言えることです。

たとえば挨拶や声がけは、最も簡単でチャンスが多い肯定的な心理的ストローク。出・退勤時、業務上の接触、患者さんの来院時、待合室での声がけなど、1、2秒もかからずにいつでもできますので、ぜひどんどんやっていただきたいものです。

さらに、「質の高い」ストロークを成功させることができればなお良いでしょう。しかし、質の高さは受ける側の喜びに比例するため、難易度は高くなります。相手の望んでいることを察する力が必要になってくるからです。

たとえば「元気付ける」ことなども、質の高いストロークになります。ただどのようなやり方がベストなのかは人によって異なるため、よく観察し、見極めてからチャレンジしてみましょう。

たとえば、あなたの親友がとても悲しんでいる時、あなたはどうやって元気付けますか。

その人は励ましの言葉をかけてほしいのか。自分の言葉をじっと聞いてほしいのか。ただそっ

JCOPY 498-04841

と寄り添ってほしいのか。放っておいてほしいという場合もあるかもしれませんし、あるいは、本人にもどうしてもらいたいのかわからない、という場合もあるかもしれません。

簡単なことではありませんが、こんな場面で相手の望む正解を選ぶことができれば、それはとても質の高いストロークになり、両者の絆はいっそう深まることでしょう。

食事介助や着替えを「介助する」ことなども、質の高いストロークになり得ると言えるでしょう。どの程度までご自身でやってもらうか、どのぐらいのスピードでやってもらうか、どのような言葉をかけるか、あるいはかけないのか……。複雑な判断が必要ですが、うまくいけば、患者さんと職員の絆はずっと深まるはずです。

♡「察する力」を養う――ホスピタリティは気配り目配り心配り

質の高いストロークを成功させることは簡単ではありませんが、相手の人間性を深く知る努力をし、自分の立場に置き換えて相手の気持ちを「察する力」を養うことで、次第にできるようになっていきます。「察する力」を養うことが、良い人間関係を築くための原点であると言えるでしょう。

たとえば、美容院などで「本当はもっとこうしてほしいのに」、家電量販店で「もっと説明してほしいのに」と思っても、遠慮して言えなかった経験がみなさんにもあると思います。医療機関における患者さんも同様に、望んでいることをなかなか言い出せないことが多いもの。そんな時は、相手の気持ちを察してこちらから、希望を聞いてあげられるようになりたいものですね。

「察する力」は、同じ医療機関でもセクションごとにレベルが大きく異なっていると思います。当然看護師は、患者さんの状態を見極めるプロですから、観察して「察する力」には長けています。しかし、受付や検査技師の方などは、患者さんの状態や心境に無頓着なケースが多く見受けられます。

たとえば、松葉杖で来院された患者さんがいても、玄関に入る手助けをしない。胸のレントゲンを撮る際に、女性の患者さんがどこまで服を脱がなくてはいけないのかと戸惑っていても、流れ作業のようにあしらうだけ……患者さんの立場からすれば、特にクレームを言うほどのことでもないけれど、なにかしら配慮があってもいいのに、と思う場面はしばしばあります。

あるクリニックに覆面調査で電話をかけ、道順を尋ねた時のことです。最寄の駅を尋ねたところ、電話口の担当者は、「○○駅です」と言ったきりで無言。「駅からクリニックまで歩いてどのくらいかかりますか」と聞くと「え～駅からですか～？　かなりありますよ～」と言ったきり無言。質問に対して返事や自分の感想を伝えるだけで、まったく心遣いが感じられず、不快な気持ちになりました。

その他にも針を刺されて血液を抜かれたり、バリウムを飲んで台の上でグルグル回されたりと、患者さんにとって、病院での体験は「非日常」です。しかし職員にとっては、それが「日常

JCOPY 498-04841

の風景」。「風景」の一部である患者さんの心境を察して配慮するのは、言うほど簡単なことではないのもよくわかります。

けれどそこで、意識的に、患者さんに「興味を持って」観察してみてください。

「この患者さんはどこが悪いのだろう」

「この患者さんは、今、どんな気持ちだろう」

「この患者さんは、今日、どんな気持ちで帰るのだろうか」

「自分がこの患者さんだったら、どんな言葉をかけたら安心するだろうか……」

観察して、患者さんの気持ちを「察する力」を養うことが、ホスピタリティのレベルを上げる基本。ホスピタリティは気配り目配り心配りなのです。

そして、相手を観察した際に、なにかおかしいな、大丈夫かなといった、ちょっとした違和感を感じたら、どんどん声をかけてみてください。

治療や検査、薬の説明をする際にも、アイコンタクトを取った時にポカンとした表情をしていたら、言い方を変えて説明してみる。最後に「なにか質問はございますか?」と付け加える。患者さんが待合室をキョロキョロ見回していたら、「どうなさいましたか?」と、こちらから尋ねてみる。

こちらからアクションを起こしてみると、患者さんからもなんらかのリアクションが返ってくるはずです。待合室を見回していた患者さんの場合は、声がけしてみたら、「トイレはどこですか」、あるいは「携帯電話をかけたいのですが」というリアクションかもしれません。そんな無言のリクエストを察することができれば成功です。もし、「いいえ、なんでもありません」と言われてもいいのです。経験を積んでいくうちに、かゆいところに手が届く観察力と行動力が身に付いていき、質の高いストロークを与えることができるようになるのです。

話すよりも傾聴することが信頼への近道

質の高いストロークを与えるうえで、目配り気配り心配りと同様に大切なのは、相手の言葉を「傾聴する」こと、簡単に言えば「じっくりと聞く」ことです。自らが話すよりも、まず「傾聴する」ことが、相手の心を開き、信頼感と安心感をもたらすのです。

「傾聴する」ことはコミュニケーションの基本です。とは言え、これが簡単そうでなかなか奥が深い。だからこそ、阿川佐和子さんのロングセラー『聞く力―心をひらく35のヒント』（文藝春秋・二〇一二年）をはじめ、その技術をひもとくビジネス書が売れ続けるのです。

では、「傾聴」することは、普通に「聞く」こととなにが違うのでしょうか。

「傾聴」を辞書で引くと、「熱心にきくこと」「耳を傾けてきくこと」（岩波国語辞典、広辞苑による）と出てきます。特に意識せずに耳に入る声や音を聞くという意味の「聞く」に対して、「傾聴（する）」は、相手を尊重し、相手の言わんとしていることに心を寄せるようなニュアンス

JCOPY 498-04841

が含まれています。

患者さんの話を聞く時には、言葉の内容だけでなく、その表情や声のトーンにも注意を向け、言葉の奥にある患者さんの気持ちを感じようとする姿勢で臨んでほしいのです。まずはその気持ちを大事にしてください。すると不思議なことに、積極的に働きかけているわけでもないのに、次第に患者さんの警戒心が和らぎ、心が開いてくるのを感じられるはずです。

またこちらが説明を終えたら、患者さんが立ち去る寸前に、「なにか、他にご質問はありませんか？」と確認することも効果的です。説明直後は、質問がなくても、立ち去る瞬間に疑問点に気付いたり、新たに確認したかったことを思い出すことは、とても多いのです。このようなちょっとした声がけが、もう一度説明するという無駄を削減することにも繋がります。

共感を表現することでホスピタリティが伝わる

相手の言葉を「傾聴」すれば、自然とその気持ちに共感できるはずです。次のステップでは、その気持ちを相づち・表情・態度・言葉でうまく表現できるようになりましょう。こちらの誠意をうまく相手に伝えるためには、そういった少々のテクニックも必要です。共感の気持ちを上手に表現することで、相手はより短時間であなたを信頼してくれるようになるでしょう。

人の話を聞く時に、まずチェックしておきたいのが「態度」です。いくら自分が真剣に話を聞いたとしても、脚を組んでいたり肘をついていたりしては、相手は「本当に真面目に聞いているの？」と不快な気持ちになります。患者さんの話を聞く際は「姿勢を正す」「目をきちんと見る」の2点を意識してください。相手が座っている場合は、目線の高さを合わせるために、ひざまずくなどしても良いでしょう。

次は「相づち」です。相づちには次のようにさまざまなパターンがあります。

- ●軽くうなずく・深くうなずく
- ●「はい」などの言葉を添えてうなずく（「ええ」は少しカジュアル）
- ●感想・共感を述べる（「そのとおりですね」「素敵ですね」「大変ですね」など）
- ●表情で共感を表す（笑顔、驚き、眉をひそめるなど）
- ●身振り・手振りを交える（手を口もとに添えて「ええっ！」と驚くなど）
- ●ポイントになる言葉をおうむ返しする

これらを使い分けたり、組み合わせたりしながらうまく会話に挟み込んでいくことで、「あなたの話に興味を持って聞いています」ということが相手に伝わり、相手も気持ち良く話すことができるのです。

JCOPY 498-04841

その際、話をさえぎらない、よけいな口を挟まないのも大事なポイントです。相手の話をさえぎって自分の考えを述べてしまう人がいますが、話しているほうからすればあまり気持ちのいいものではありませんので、気を付けましょう。

共感を表現するには、多少、自分を演じることも必要です。演じるというと少し気持ち悪く感じる方もいらっしゃると思いますが、人間は誰しも、無意識にその場に合わせた自分をつくっています。たとえば友達と一緒にいる時はリラックスした自分、恋人と一緒の時は甘えん坊の自分、仕事の際には論理的な自分、というふうに。

私はあえて、仕事時には、はっきりと仕事用の自分を「演じる」という意識を持ったほうがいいと思います。そのほうが気持ちの切り替えが楽になり、つらいことがあっても心理的な負担も少なくなるのです。最初は、共感の気持ちをなかなか上手に表現できないかもしれませんが、意識的に気持ちを切り替えていくと、案外すんなりできてしまうもの。騙されたと思って一度試してみてください。

わかりやすさも、ホスピタリティ

上手にコミュニケーションを取るうえでは、ものごとを「わかりやすく伝える」技術も必要です。これも、ホスピタリティの一種です。

私たちはつい、自分が理解していることは相手も簡単に理解できるはずだと考えてしまい、伝えるための工夫を怠ってしまいがちです。相手に伝えるためには、「わからない」という状態を想像しながら説明するように心がけましょう。

そのうえで、次の点に注意しながら説明してください。

●ゆっくり、はっきりした声で話す

職員にとっては日頃説明し慣れていることでも、患者さんにとってみれば初めて聞く話です。話すスピードは普段よりゆっくりめを心がけます。また、耳の遠い方もいらっしゃいますので、声の大きさにも気を配ってください。

●難しい言葉を使わない

薬や治療、検査に関する説明は専門用語が多くなりがちです。説明する本人はわかっていても、患者さんにとっては耳慣れない言葉。専門用語や難しい言葉は理解しにくいだけでなく、記憶にも定着しづらいのでなるべく避けるか、言い換えを。あるいは専門用語を使う場合は、必ず簡単に噛み砕いた説明を付け足すこと。

JCOPY 498-04841

●身振り手振りを交えて説明する
院内の案内をする時などは、場所や方向を手のひらで示すとわかりやすくなります。

●アイコンタクトを取る
説明のポイントで、アイコンタクトを取り、患者さんが理解しているかどうかを確認します。もし不安そうであれば、「ここまででご不明な点はございますか」などと確認します。

私はいつも思うのですが、時間がない時こそ、ものごとを意識的に丁寧にやるほうがミスや誤解が減り、効率良く仕事が進むのです。時間を惜しむあまり、つい説明する時間を短縮したくなる気持ちもわかりますが、そこはグッとこらえて、あえて丁寧に説明してみてください。

喜ばれる言葉の見つけ方

患者さんの気持ちをさらにプラスに向けていくためには、「喜ばれる言葉」を見つけて、積極的にかけてみてほしいと思います。
第1部の表3は、ある特別養護老人ホームで行った「喜ばれる言葉と嫌われる言葉」のアンケートです。このアンケートでは、「ほとんどの人が嬉しいと感じる」言葉に、「とても素敵ですよ（着替え介助時）」「ゆっくり召し上がってください（食事介助時）」「楽しい夢を見てください（消灯時）」などが挙がりました。「喜ぶ人は半数以下である」に挙がったのは、「くさいわね、におうわ（排泄介助時）」「早く食べてよ（食事介助時）」「のんきでいいわね（廊下などでの接触時）」などの言葉でした。

この結果はよくわかりますね。では、「ほとんどの人が嬉しいと感じる」言葉に共通していることはなんだと思いますか。

それは、「人権と自主性が尊重されている」ということなのです。もう少し、わかりやすく言うと、「相手本位の言葉」「気遣う言葉」「素直な褒め言葉」は喜ばれます。反対に「職員本位の言葉」「相手を否定する言葉」「命令する言葉」は嫌われるのです。感性は人それぞれとは言え、その人の人間性を尊重している言葉は、多くの人に喜ばれます。患者さんに声がけする際は、その人が「尊重されている」かどうかをひとつの基準に、どんどん喜ばれる言葉を探してみてください。

患者さんの人権や自主性を尊重する言葉をかけることは、気持ちの面ばかりでなく、業務効率の面でもプラスの効果があります。

医療機関では、患者さんの協力なくしてはできない業務がたくさんあります。たとえば採血ひとつ取ってみても、患者さんに、服の袖をまくって腕を台に載せてもらい、指を握って軽く力を

JCOPY 498-04841

入れてもらわなければなりません。

こうした協力をお願いする際に、

「袖をまくってください」

「腕を台に載せてください」

「指を握って力を入れてください」

と、淡々と指示を伝えるだけでは、命令されているような高圧的な印象になり、いい感じはしません。まな板の上の鯉状態になったような、不安な気持ちになるでしょう。子どもや、認知症などの患者さんの場合は、言うことを聞いてもらえない場合もあります。問診にしても、矢継ぎ早に質問されると、尋問されているような不快な気持ちになるものです。

こんな時、高圧的にならずに気持ち良く協力していただくには、「前置き言葉」と「依頼形でお願いする」というテクニックが有効です。

前置き言葉とは、要件の前に付け加える言葉で、主に次のような表現があります。

- 申し訳ございませんが
- 恐れ入りますが
- お手数をおかけしますが
- 差し支えなければ

● 失礼ですが
● あいにくですが

私はこれらを、「相手の気持ちを和らげるマジックフレーズ」と呼んでいます。これらの言葉を要件の前に付け加えるだけで、とてもソフトな印象になるのです。

さらに、「依頼形でお願いする」というのは、「○○してください」と言うところを「○○していただけますか」と、疑問型にして、相手の意志を尊重する形を取るということです。これらを合わせると、次のようになります。

「もう少々お待ちください」↓
「恐れ入りますが、もう少々お待ちいただけますか」

「ベッドに仰向けになってください」↓
「お手数をおかけしますが、ベッドに仰向けになっていただけますか」

いかがでしょう。有無を言わせない上から目線の雰囲気が消えて、ずいぶん柔らかくなったと思いませんか。

以前、覆面調査で訪れた病院の職員は、とても高圧的に感じました。覆面調査員が「こんにちは。あの、風邪でつらいんですけど診てもらえますか」と聞くと、「今日は初診を受け付けていません」と、なにしにきたのと言わんばかりの表情で、ぴしゃりと断られました。

このような場合、「おつらいところ申し訳ございませんが、本日は初診を担当する医師がおり

JCOPY 498-04841

ません。ご足労をおかけしますが、ここから5分ほどの○○内科や△△クリニックを受診されてはいかがかでしょうか」とマジックフレーズを活用し、お断わりする場合は代案を示すと、相手の残念な気持ちを和らげることができます。

また、このようなお声がけのテクニックが上手な職員ほど、仕事も効率的にこなしています。私の知るある看護師は、嫌がって暴れる子どもに予防注射を受けさせる達人です。彼女は、このテクニックを応用して、

「少しだけだけじっとしてられますか？　◎◎ちゃん／くんはお利口だから、できますか？」

「ママにいいところ見せてあげましょう」

などと、言葉巧みに子どもの自尊心をくすぐり、子どもを奮い立たせます。そして、無事注射を受けられた後には、「やっぱり◎◎ちゃん／くんはお利口さんですね！」と、必ず褒めるのです。

頭ごなしに命令するよりも、患者さんの自主性を尊重したほうが、患者さんも気持ち良く協力してくださり、業務もはかどる。一石二鳥というわけですね。

♡苦情対応のステップ

苦情対応は、医療機関に限らずどんな現場でも悩みの種です。確かに、相手の負のエネルギー

を受け止めるわけですから、苦情対応にはパワーが必要です。しかし、苦情を言われた時は、逆に好意を持ってもらうチャンスだと思って乗り切ってください。

苦情を言ってくる患者さんに好意を持ってもらうと言うと、高度なテクニックが必要だと思われるかもしれませんが、じつはこれは、ここまで紹介してきたことを正しいステップで行えば、誰にでも可能なのです。

そのステップは、「1．傾聴する」「2．誠意を表す」「3．素早く対応する」、このたった3つです。

順番に説明しましょう。

1．傾聴する

苦情を言う患者さんやご家族が求めていることは、まず「話をきちんと聞いてもらう」こと。途中で話をさえぎったり否定したりせずに、相手の言い分を十分に聞きましょう。一三三ページで紹介した傾聴のテクニックを駆使してください。人間、言いたいことを吐き出すだけで怒りはいくらか和らぐものなので、これだけでも効果はあります。この際には次の4点を忘れずに行ってください。

●自分の名前・所属をきちんと名乗る

JCOPY 498-04841

●不快な思い、時間を割かせたことに対しての、お詫びの言葉を述べる
●十分に話を聞く姿勢を見せる
例「詳しくお話を聞かせてくださいませんか」などの言葉
●事実確認（記録も取る）
なお、これまで医療機関では、苦情対応の際でも自分の名前や職位を名乗るという意識がとても低かったと思います。しかし、苦情対応のような複雑なやり取りの際は特に、責任の所在をハッキリさせるためや、相手の信用を得るためにも、名乗ることは必須です。名乗らずに話を進めてしまうと、相手に同じ話を何度もさせることになったり、言った言わないのよけいなトラブルを産んでしまうことにもなりかねないので、くれぐれも注意しましょう。

2. 誠意を表す

相手が納得いくまで話を聞いたら、次は、こちらの誠意を表します。具体的には、
●こちらの非に対しては改めてお詫びを述べる
●なんらかの対処を求められているならば、対処方法を伝える
例「上司に報告のうえ、改めてご連絡いたします」
「今後はこのようなことのないよう、努力を徹底いたします」など
ここまでの対応で怒りを収めてくれる方もいらっしゃいます。ただし、理不尽な要求に対して

は毅然とした対応を取ることも必要です。

例「大変申し訳ございませんが、××の理由で○○はできかねます。ご理解くださいますようお願いいたします」など

それで収まらないようであれば、いったん持ち帰りにして、上司などから改めて連絡してもらうようにしましょう。

3. 素早く対応する

苦情対応は素早さが命です。できる限り迅速に結果を相手に報告します。この対処が遅いと、さらなる非難、批判、不信感のもととなりますのでくれぐれも注意してください。

例「今後、診察の順番が変わる場合は、院内掲示や受付にてお伝えすることにいたしました」など

ポイントは、相手の要求どおりに動くことではなく、「この人はなぜ怒っているのか」という、苦情の裏にある相手の気持ちを理解したうえで解決策を提示することです。なぜなら、当然、医療機関はすべての要求を飲むわけにはいきませんし、相手の要求と建設的な解決案は必ずしも一致するわけではないからです。

たとえば、「2時間も待たされた！」と怒っている患者さんの場合。一見するとこの人は「待

JCOPY 498-04841

たされた」ことに対して怒っていそうですが、よくよく聞いてみると、「2時間も待たされたのに、診療がやっつけ仕事だった」ということだったりする場合もあります。

待ち時間を短くすることは難しいですが、それならば、医師の対応を改善する、という解決案を提案することも可能です。

このように、相手の気持ちや意図をきちんと理解することで、苦情を解決する別の方法が見つかる可能性もおおいにあるわけです。

苦情対応は最初のうちは骨が折れるかもしれませんが、3ステップをきちんと行えば、「誠意ある対応をしてくれた」と、かえって評価が逆転することも珍しくありません。むしろ、苦情は医療機関を良くするひとつのきっかけだと思って、前向きに取り組んでみてください。

Q&A 若手スタッフにどうやって電話対応を教えればいい?

Q 最近の若いスタッフはあまり電話をする文化がないようで、電話対応に苦手意識を持っています。そのせいもあってか、電話対応で患者さんを怒らせてしまったこともあります。電話対応をどのように教えればいいでしょうか?

A たしかに、姿や表情の見えない相手との会話は難しい部分があります。慣れないと上手にできませんし、苦手意識を感じてしまうのも無理はないでしょう。これは、逆の立場も同様です。患者さんが医療機関に電話をかける時は、少なからず緊張して、不安を抱えているものです。まずは、その気持ちに寄り添い、少しでも安心していただけるような気持ちを持って応対すると、印象は大きく変化することでしょう。

まず意識したいのはなるべく早く応対すること。一般的なビジネスマナーでは、コール音はできるだけ3回以内で出ることが推奨されています。コール音が3回以上鳴ってしまった場合は、「お待たせいたしました」と言ってから医療機関名を名乗ると良いです。5回以上鳴ってしまった時には、「大変お待たせいたしました」と最初に言うと、ねぎらいとお詫びの気持ちが伝わります。

相手の姿や表情が見えないなかで印象を決定する要素は、声のトーン、高低、スピードです。その他にも、語尾が伸びたり、語尾が上がると稚拙な印象になってしまいます。話し方の癖を修正するには、電話応対の声を録音して、振り返りをするとても効果的です。ロールプレイでも効果がありますので、ぜひ、実践してみてください。

ぶっきらぼうな表現を丁寧な表現に言い換える練習も日頃からしておくと効果がありま す。「マザーリーフ」では、スケッチブックを利用した敬語のトレーニング方法をおすすめしています。やり方は以下のとおりです。

JCOPY 498-04841

【敬語トレーニングブックの作成方法】

- B4サイズのスケッチブックを一冊準備します
- 最初のページにぶっきらぼうな表現を書きます

　例　ここに書いてください

- そのページをめくり、丁寧な表現に改善した表現を書きます

　例　恐れ入りますが、こちらにご記入いただけますでしょうか

このように、クリニックでよく使う表現をどんどん記入していき、スケッチブックの全ページに表現を記入したらできあがりです。

【敬語トレーニングブックの使用方法】

- ひとりの方が、敬語トレーニングブックを持ちます
- ぶっきらぼうな表現を見て、丁寧な表現を考えてもらいます
- ランダムに当てて、発表してもらいます
- 正解であれば、拍手をします
- わからない場合や違う場合は、全員で3回唱和します

3分あれば、いくつかの言葉を覚えることができますし、ゲーム感覚で取り組むことがで

きて、楽しいので朝礼やミーティングの短い時間を利用して、少しずつ取り組むことをおすすめします。

□ 姿勢は正しく、笑顔で受けていますか
□ 出だしは、(ドレミファソの)「ソ」のトーン程度の明るい声で出ていますか
□ 抑揚があり過ぎたり、事務的になっていませんか
□ 早口ではありませんか
□ 語尾上げ・語尾伸ばしはありませんか
□ 適切な敬語が使えていますか

JCOPY 498-04841

ぶっきらぼうな表現と丁寧な表現　記載例

	ぶっきらぼうな表現		丁寧な表現（例）
1	どこに用ですか	1	どちらにご用でしょうか
2	なんの用ですか	2	どのようなご用件でしょうか
3	だれですか	3	失礼ですが、お名前をお聞かせいただけますでしょうか
4	えっ　なんですか	4	申し訳ございませんが、もう一度お願いできますでしょうか
5	わかりました	5	承知しました（かしこまりました）
6	ちょっと待ってください	6	少々お待ちいただけますでしょうか
7	いま、見てきます	7	ただいま、見て参ります（確認して参ります）
8	いま、すぐきます	8	ただいま、すぐに参ります
9	いま、席にいません	9	ただいま、席を外しております
10	こちらでなにか聞いていますか	10	私どもでなにかうかがっておりますでしょうか
11	用件を聞いておきます	11	ご用件を承ります
12	言っておきます	12	申し伝えます
13	こっちからいきます	13	こちらからお伺いいたします
14	すみませんが	14	恐れ入りますが
15	ありません	15	ございません
16	わかりません	16	わかりかねます
17	どうも、すみません	17	まことに申し訳ございません
18	どうしますか	18	いかがいたしましょうか
19	いいですか	19	よろしいでしょうか
20	聞いてみてください	20	お聞きいただけますでしょうか
21	電話してもらえませんか	21	お電話をおかけいただけますでしょうか
22	もう一度、きてもらえませんか	22	もう一度、お越しいただけますでしょうか
23	なんとかしてください	23	ご配慮いただけますでしょうか

コラム

普通の対応と、ホスピタリティ溢れる対応

事例

金曜日、予防接種に行った母子。検温したところ、子どもが37・5度の発熱だったため、予防接種は止め、解熱鎮痛薬と去痰薬、抗菌薬を処方した。帰宅後、服用したところ、翌日の土曜日から発疹が出始め、気付いたら全身に！　今まで薬疹が出たことがないため、薬を間違えたのではないかとご立腹……

月曜日の朝一番に、クリニックに患者さんの家族から電話があった。

【よくある例】

プルルル

受付「はい。Ｉクリニックでございます」

JCOPY 498-04841

母「うちの息子、大変なことになってます！　お宅、変な薬出したんじゃないですか!!」
受付「大変なことではわかりませんので、お名前を教えてください」
母「榊原雄也です」
受付「はい」
母「うちの子、先週の金曜日、お宅に行ってお薬もらって飲んだら、土曜日からぶつぶつができ始めて、熱も出てきて。気付いたら全身がぶつぶつになってるんです。こんなこと今まで一度もなかったんですよ。絶対、あの薬がおかしいはずだわ」
受付「薬のせいかどうかわかりませんので、一度受診してください」
母「えー、また行かなきゃいけないんですか」
受付「先生に診てもらわないと……なんとも……」
母、息子と受診
母「さっき、電話した榊原ですが……」
受付「榊原さんですね。お呼びしますので、お待ちください」
母「え～待たされるんですか。雄ちゃん、こんなにかわいそうなことになってるのに。ひどいじゃないですか」
受付「そう言われましても……」

母「もういいかげんにしてください」
看護師「榊原さん、どうぞお入りください」
母「はい」
T医師「どうしました？」
雄也「うん、なんかぶつぶつでちょっと痛いんだ……お薬飲んだら、こうなっちゃった」
T医師「これは、ちょっと皮膚科に診てもらわないとね。皮膚科に行ってくれる？」
母「わざわざ来たのに、もう！」

【良い例】
プルルル
受付「はい。Iクリニックでございます」
母「うちの息子、大変なことになってます！　お宅、変な薬出したんじゃないですか!!」
受付「大変なことになっているんですね。ご心配だとは思いますが、もう少し状況をお聞かせいただけませんか？　恐れ入りますが、息子さんのお名前をお伺いしてもよろしいでしょうか？」
母「榊原雄也です」
受付「榊原さんですね」

母「うちの子、先週の金曜日、お宅に行ってお薬もらって飲んだら、土曜日からぶつぶつができ始めて、熱も出てきて。気付いたら全身がぶつぶつになってるんです。こんなこと今まで一度もなかったんですよ。絶対、あの薬がおかしいはずだわ」

受付「わかりました。おつらいとは思いますが、一度、受診していただけませんでしょうか。T先生にきちんと診てもらいましょう。お越しになれますか?」

母「わかりました。ではこれからいきます」

受付「恐れ入ります。先生に状況をお伝えしておきますので、お気を付けてお越しください」

母、息子と受診

母「さっき、電話した榊原ですが……」

受付「榊原さん、お待ちしておりました。具合はいかがでしょうか?」

母「変わらず、雄ちゃん、こんなにぶつぶつができて、かわいそうだわ。変な薬を飲まされちゃったに違いない」

受付「できるだけ早く、診察いたします。あちらにおかけになって少々お待ちいただけますか」

母「早くしてよね……」

看護師「榊原さん、どうぞお入りください」

母「はい」

T医師「榊原さん、大変でしたね。金曜日のお薬を飲んでから、発疹が出始めたそうですね。よく診せていただいてもよろしいでしょうか?」

雄也「うん、なんかぶつぶつでちょっと痛いんだ……お薬飲んだら、こうなっちゃった」

T医師「なるほど。これはおつらいですね。お電話をいただいて金曜日にお渡ししたお薬をお調べしましたが、処方された薬と別の薬をお渡ししたわけではなかったようです。ですから、この発疹は皮膚科の先生に診てもらったほうが良いですね。Mクリニックをご紹介しますので、受診していただけますか?　わたくしどものクリニックの担当者がMクリニックまでご案内します」

いかがでしたでしょうか?　相手の立ち場に立った声がけの有無が、患者さんの気持ちに大きな影響を及ぼしていることがわかると思います。普段の対応が、自己本位になっていないか、もう一度、確認してみてはいかがでしょうか?

JCOPY 498-04841

参考文献

前野隆司／著、幸せな職場の経営学「働きたくてたまらないチーム」の作り方（小学館、2019）
高野登／著、リッツ・カールトンが大切にするサービスを超える瞬間（かんき出版、2005）
本田宏／著、本当の医療崩壊はこれからやってくる！（洋泉社、2015）
古閑博美、斉藤茂子、中谷千尋／著、看護とホスピタリティ（ブレーン出版、2000）
日本の医療を守る市民の会／編、本田宏／監修、なぜ、病院が大赤字になり、医師たちは疲れ果ててしまうのか!? 医療をつくり変える33の方法（合同出版、2010）
渡辺さちこ、アキよしかわ／著、日本医療クライシス「2025年問題」へのカウントダウンが始まった（幻冬舎、2015）
植木理恵／著、フシギなくらい見えてくる！本当にわかる心理学（日本実業出版社、2010）
菊地敏夫／著、最新医療サービスの基本と仕組みがよ～くわかる本（第3版）（秀和システム、2013）
ディズニー・インスティチュート／著、月沢李歌子／訳、ディズニーが教えるお客様を感動させる最高の方法（改訂新版）（日本経済新聞出版、2012）
佐藤美智子、澤田恭子、患者サービス研究所／著、医療タイムス社教育研修事業部／編、医療現場を変える接遇力（医療タイムス社、2010）
望月智行／著、いのち輝くホスピタリティ――医療は究極のサービス業（文屋発行、サンクチュアリ出版発売、2008）
服部勝人／著、ホスピタリティ・マネジメント学原論　新概念としてのフレームワーク（丸善、2006）
吉原敬典／編著、ホスピタリティマネジメント　活私利他の理論と事例研究（白桃書房、2014）
日本マナー・プロトコール協会／著、改訂版「さすが！」といわせる大人のマナー講座（ＰＨＰ研究所、

２０１１）
野口幸一、戸辺美由起／著、レッツ、ホスピタリティ　心を伝えるコミュニケーション能力の磨き方（経済法令研究会、２００８）
浦郷義郎／著、ホスピタリティで業績アップ（国際文化カレッジテキスト）
永田美江子／著、「ホスピタリティと人的資源に関する考察」（立命館大学大学院先端総合学術研究科紀要８、２０１２）
井原久光／著、テキスト経営学（第３版）（ミネルヴァ書房、２００８）
A・H・マズロー／著、小口忠彦／訳、改訂新版　人間性の心理学　モチベーションとパーソナリティ（産業能率大学出版部、１９８７）
D・マグレガー／著、高橋達男／訳、新版　企業の人間的側面　統合と自己統制による経営（産業能率大学出版部、１９７０）
E・H・シャイン／著、稲葉元吉、尾川丈一／訳、プロセスコンサルテーション　援助関係を築くこと（白桃書房、２００２）
A・R・ホックシールド／著、石川准、室伏亜希／訳、管理される心　感情が商品になるとき（世界思想社、２０００）
小村由香／著、「感情労働における自己　感情労働がポジティブな経験となるための条件」（社会学年誌45、２００４）
田村尚子／著、「ホスピタリティ性を求められる対人サービス従事者の『感情労働』における組織的支援モデル」（西武文理大学サービス経営学部研究紀要25、２０１４）
原田教育研究所、ＩＣＭ職場デザイナー養成講座テキスト（原田教育研究所、２０１４）
原田教育研究所、Ideal Company Method Web 診断（原田教育研究所、２０１５）

吉原敬典／著、ホスピタリティ・リーダーシップ（白桃書房、２００５）
石川邦子／著、「コールセンターの職場環境特性とストレスの関連性　感情労働の観点から」（日本労務学会誌12、２０１０）
吉村敬典／著、「幸福感を感じる無償の働きかけ」熊本学園大学ホスピタリティ・マネジメント学科／編、ホスピタリティの時代（熊本日日新聞情報文化センター、２００５）

あとがき

医療機関の仕事は、「人を幸福にする仕事」だと、つくづく感じています。治療がうまくいかず、残念な結果となり、患者さん本人やご家族がつらい時を過ごすこともあります。医療従事者のみなさんも無力感で押しつぶされそうな気持ちになることもあるでしょう。でも、みなさんが懸命に患者さんのために尽くす姿や寄り添う態度が、失意のご本人やそのご家族を癒し、苦しみを和らげる役割を果たしていると確信しています。

スイス人の哲学者・アミエルは、他人を幸福にすることが一番確かな幸福であるという言葉を残しています。

医療従事者のみなさんは、患者さんとそのご家族を幸福にする仕事です。つらいことも多いかもしれませんが、その行為はみなさん自身の幸福につながっていると感じられるようになり、みなさん自身が幸福になることを心より願ってやみません。

この本を手に取ってくださったスタッフの方、マネジメントを担当するみなさまにも、ぜひ、患者さんやスタッフを幸福にする方法を学んでいただき、そしてなにより、ご自身が幸福を感じられる一助となれば私の幸福です。

榊原　陽子

榊原　陽子（さかきばら　ようこ）

愛知県生まれ
株式会社マザーリーフ代表取締役　ホスピタリティ・コンサルタント
さくら社会保険労務士法人　代表社員
東京医科歯科大学大学院　医療政策修士
愛知淑徳大学　非常勤講師

同志社大学卒業後、全日本空輸株式会社に国際線客室乗務員として入社。

最年少のコーディネーターとして後輩の育成、組織マネジメントなどの管理業務を行う。

退社後、医療福祉関係やサービス業で、マナーやホスピタリティ研修、コーチング、ホスピタリティ・コンサルティングを手掛ける株式会社マザーリーフを設立。現在、講演やセミナー、コンサルティングで活躍中。

連載：日経メディカルオンライン　榊原陽子のクリニック覆面調査ルポ
主な著書：『時間に追われないための小さな習慣』（青志社、２０１４）
監修：日経ＢＰ　ＤＶＤ　ゼロから学ぶ医療現場の接遇・トラブル対応

医療《いりょう》機関《きかん》のホスピタリティ・マネジメント
改訂２版　©

発　行　2016年 4月20日　1版1刷
　　　　2023年12月20日　2版1刷

著　者　榊《さかき》原《ばら》陽《よう》子《こ》

発行者　株式会社　中外医学社
　　　　代表取締役　青木　滋
　　　　〒162-0805　東京都新宿区矢来町62
　　　　電　話　(03) 3268-2701(代)
　　　　振替口座　00190-1-98814番

印刷・製本/三和印刷(株)　< MS・AK >

ISBN978-4-498-04841-6　Printed in Japan

JCOPY <(社)出版者著作権管理機構 委託出版物>

本書の無断複製は著作権法上での例外を除き禁じられています．複製される場合は，そのつど事前に，(社)出版者著作権管理機構（電話 03-5244-5088，FAX 03-5244-5089，e-mail: info@jcopy.or.jp）の許諾を得てください．